在宅褥瘡

テキストブック

編集 ● 一般社団法人 日本褥瘡学会

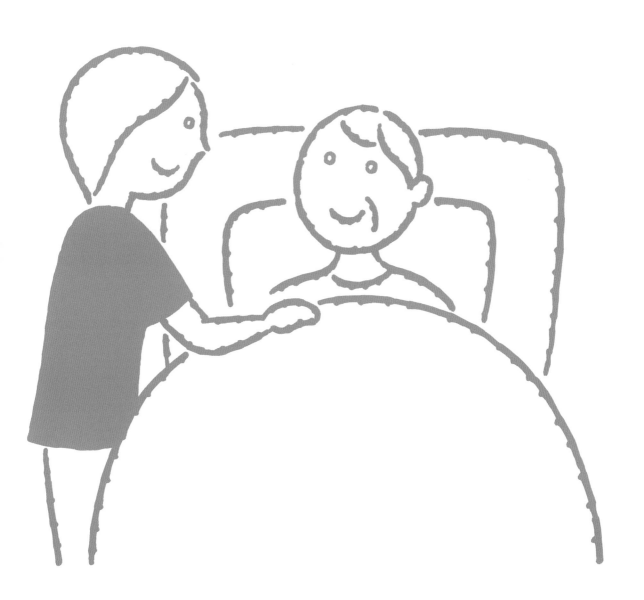

照林社

はじめに

　超高齢社会が進行中の現代において、日本の医療制度における在宅医療の重要性は年々高まっています。その中でも在宅褥瘡のケアは核心の1つをなす領域であり、日本褥瘡学会では2005年より「在宅褥瘡予防・管理対策委員会」を設置し、その活動を継続してきました。2008年に初版の『在宅褥瘡予防・治療ガイドブック』を出版し、第3版に至ります。

　この度、上梓した『在宅褥瘡テキストブック』は日本褥瘡学会の学術・教育委員会の在宅ガイドブック作業部会が中心となって作成したものです。第3版までは「褥瘡予防・管理ガイドライン」に準拠して作成していましたが、ガイドラインの作成方法が、作成プロセスの普遍性、エビデンス総体の評価、益と害のバランスの検討など、大きく変化してきました。在宅褥瘡では、在宅という医療環境なども相まって、専門家の意見やグッドプラクティスのように、必ずしもエビデンスが明確だから推奨するケアとは断言できない面が多々あることを受け、本書より「テキストブック」と改めました。

　本書は第3版を基礎として、日本褥瘡学会・在宅ケア推進協会の役員も委員に加わり、専門の医療関係者だけでなく介護者も含め、多職種の皆様に広く学んでいただける内容となるよう心掛けました。本書の構成は、まず在宅褥瘡管理の基本を述べ、次いで褥瘡の予防と管理をコンパクトにかつわかりやすくまとめ、最後に在宅褥瘡医療の進め方とそれにかかわる制度について記述しています。

　本書の内容に加え日本褥瘡学会ホームページの「在宅褥瘡eラーニング」も合わせて視聴していただけると、深い理解につながると思います。

　なお、本書の出版と日本褥瘡学会ホームページe-ラーニング作成や在宅褥瘡セミナーに要した費用は、グラクソ・スミスクライン株式会社の「2017年度GSK医学教育事業助成」を使用させていただきました。ここに記し、感謝の意を表します。

　本書が在宅褥瘡ケアの質向上を保証するテキストとして、多くの方々に手にとっていただけることを望みます。

2020年8月

一般社団法人 日本褥瘡学会

理事長　坪井良治

在宅ガイドブック作業部会委員長

田中マキ子

目次

装丁：糟谷一穂　カバーイラスト：橋本　豊
本文イラスト：あやぞう（株式会社beer°）、村上寛人、山口絵美（asterisk-agency）、今﨑和広
DTP制作：株式会社明昌堂

編著者一覧

▎編集

一般社団法人 日本褥瘡学会

▎編集責任

袋　秀平　ふくろ皮膚科クリニック 院長

田中マキ子　山口県立大学 副学長、看護栄養学部 教授

▎執筆者一覧 (五十音順)

切手俊弘　滋賀県庁健康医療福祉部医療政策課 課長

関根祐介　東京医科大学病院薬剤部 主査

髙﨑美幸　医療法人社団三喜会鶴巻温泉病院栄養サポート室 室長

日髙正巳　兵庫医療大学リハビリテーション学部理学療法学科 教授

真壁　昇　関西電力病院疾患栄養治療センター 部長、栄養管理室長、
　　　　　美作大学 客員准教授

南　由起子　サンシティ横浜南／皮膚・排泄ケア認定看護師

在宅褥瘡管理の基本

在宅での褥瘡予防・管理の基本

Point

● 優先すべき予防の基本は、生活支援を合目的的に行うことである

● 褥瘡ケアにおいては、エキスパートの勘や経験だけでなく、エビデンスに基づいた処置を行う

● 褥瘡管理では、圧迫・ずれの除去、皮膚の保護、栄養管理など、看護・介護技術を重視する

1　褥瘡予防・管理の基本

● 褥瘡予防の基本は生活支援を合目的的に行うことである

褥瘡予防のケアは、外力の除去、食事への援助、そしてスキンケアという普段の生活支援を合目的的に行うことである。具体的には**表1**のとおりである。

● 褥瘡の治療は、一般的な創傷管理の原則に従えばよい

創傷管理の原則は、以下のとおりである。

①細菌感染の抑制
②壊死組織の除去
③肉芽組織の促進
④表皮再生の促進

特に、褥瘡が他の創傷管理よりも時間と技術が必要となるのは、壊死組織の除去とポケットの治療である。

表1　褥瘡予防・管理の基本

● 褥瘡発生リスクのアセスメント
● 外力（圧迫・ずれ）の除去：体位変換、体圧分散用具の使用
● 皮膚の清潔：失禁の管理、発汗時のケア
● 栄養管理：食事支援、経腸栄養・経静脈栄養の管理
● 在宅療養者、家族、ヘルパーへの指導

2 褥瘡予防・管理を円滑に行うポイント

1）褥瘡予防

● 必ずケアプランに褥瘡予防を入れ込む

　ケアプランには積極的に褥瘡予防を組み込むことが必要である。図1に示したとおり、「要介護3、または日常生活自立度ランクB以上」の人にも褥瘡発生がみられることから、臥位ばかりでなく、座位時の発生にも注意する。さらに、適切な体圧分散用具を選択する。ケアマネジャーは、家族から皮膚の状態の聞き取りを行う。褥瘡の予防には、看護者が積極的に主体となって取り組むことが必要である。

　いったん褥瘡が発生した後は、医師に相談し、

図1　褥瘡予防手順

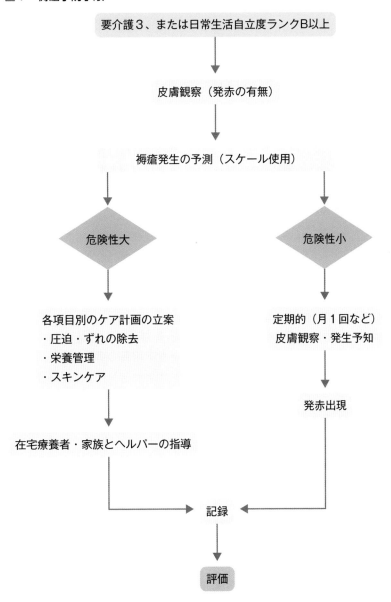

栄養士や理学療法士、ソーシャルワーカーの協力を得るなど、在宅療養者・家族が最も満足できるように、ケアを調整していくことが重要である。

● 勘や経験に頼らず、ケアには根拠をもつ

熟練した看護者の判断や技術は卓越しているが、それらを後輩に伝えていくためには、その"根拠"を明確に示すことが必要である。リスクアセスメントスケールや簡易体圧計（携帯型接触圧力測定器）の使用によって、エビデンスを示す。

● 行ってはいけないケアを理解しておく

褥瘡ケアの中には、以前は"常識"であったが、現在では禁忌になったものもある。例えば、円座の使用や、骨突出部のマッサージなどは、その代表的なものといえる。

● 第一発見者はケアマネジャー、家族、ヘルパー

在宅では、ケアマネジメントを行うケアマネジャー、皮膚を観察する頻度が最も高い家族やヘルパーが褥瘡の前兆を発見することが多い。そのため、皮膚の観察方法を家族やヘルパーに指導することが、褥瘡予防と悪化防止につながる。

● 発赤は重要な褥瘡のパラメーター

"びらん"が生じてはじめて褥瘡に気づくことがあるが、"びらん"が生じる前には必ず"発赤"のサインがある。この発赤を見落とさないように、皮膚の観察を本人や家族に指導する。

2）褥瘡管理（図2）
● 発生後こそ、看護・介護の技術を優先

いったん褥瘡が発生してしまうと、つい創部の処置に意識が集中してしまいがちである。しかし、創は局所の環境が整ってこそ治癒するものである。そのため、圧迫・ずれの除去、皮膚の保護、栄養管理などの看護や介護の技術のほうが、優先することを認識する。

● 褥瘡の創面は湿潤環境を保ち、創周囲の皮膚は清潔に保つ

創周囲皮膚は洗浄剤で洗い、創面を清潔にする。また、基本的には創面は乾燥させることなく、適度な湿潤環境を保つ。

● 足の褥瘡は、血流障害や神経障害を伴うことがあり、感染に十分注意する

踵骨部の褥瘡を湿潤環境で治療すると、感染を起こして悪化することがよくある。足部の褥瘡には、動脈の閉塞性障害、糖尿病などによる神経障害が原因であることも多いので、その見きわめが必要である。

● 褥瘡部の治療には、DESIGN-R®の考え方を基本とした「褥瘡予防・管理ガイドライン（第4版）」（日本褥瘡学会）を使用する

保存的治療の方法として、外用薬、創傷被覆材があり、また物理療法もある。外科的療法には、皮弁形成術に代表される手術もあるが、外科的デブリードマンやポケット除去などもある。在宅でのデブリードマンなどは、皮膚科医、形成外科医などに相談するとよい。

3）資源の活用
● ケア用具の積極的導入

エアマットレスや創傷被覆材など、ケア用具に不足があると、十分なケアが行えず、看護者の褥瘡に対する姿勢が消極的になってしまう場合がある。使用効果が実証された用具を使用することによって、褥瘡を予防することも可能となる。褥瘡が治癒することによって患者のQOLは向上し、治療に要するコストはダウンし、ケアの時間が短縮できる。使えないからといって他のもので代用するのではなく、どうしたら使えるようになるかを積極的に考えることが大切である。

●人的資源としての専門ナースの活用

　創傷を有する在宅療養者を看護する専門職が皮膚・排泄ケア認定看護師である。皮膚・排泄ケア認定看護師は、用具の選択やスキンケアな

ど、豊富な知識と熟練した技術を有するため、近隣の病院にいれば、積極的にコンサルトしてみるとよいだろう。

図2　褥瘡ケア手順

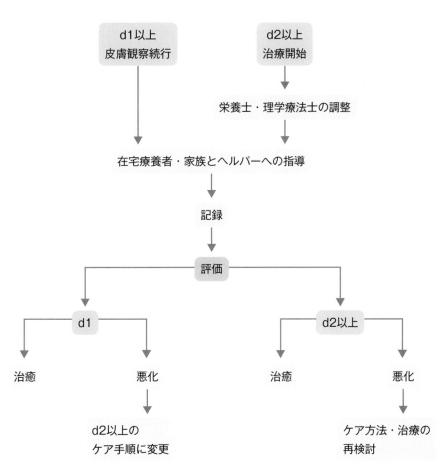

褥瘡発生

↓

医師・ケアマネジャーに報告

↓

原因の追及
疾患との関係、自力体位変換能力の低下
失禁・多汗の始まり、栄養摂取量の低下

↓

訪問看護師による創部アセスメントの開始

d1以上
皮膚観察続行　　　　　　　　d2以上
　　　　　　　　　　　　　治療開始

↓

栄養士・理学療法士の調整

↓

在宅療養者・家族とヘルパーへの指導

↓

記録

↓

評価

d1　　　　　　　　　　　　　　　d2以上

治癒　　　悪化　　　　　　治癒　　　悪化

↓　　　　　　　　　　　　　　↓

d2以上の
ケア手順に変更　　　　　　ケア方法・治療の
　　　　　　　　　　　　　再検討

＊d1、d2はDESIGN-R®の深さの分類を示す（PartⅡのp.23参照）

●地域での在宅療養者・家族への支援

　在宅には、現在は動けているが将来的に寝たきりになる可能性のある在宅療養者がいる。もちろん、できるだけ寝たきりにならない支援は必要であるが、予後を考えて家族に褥瘡予防を少しずつ指導していくことで、今後の褥瘡発生率を下げることも可能となる。

4）管理の評価

　在宅においても、褥瘡有病率、褥瘡推定発生率を用いて評価を行う必要がある。有病率、発生率の算出は、日本褥瘡学会が示す以下の計算式によって行う。

褥瘡有病率と褥瘡推定発生率の計算式

褥瘡有病率（％）

$$= \frac{過去1か月に訪問看護ステーションを利用した褥瘡保有在宅療養者}{過去1か月に訪問看護ステーションを利用した在宅療養者} \times 100$$

褥瘡推定発生率（％）

$$= \frac{過去1か月に訪問看護ステーションを利用し、在宅で発生した褥瘡を有する療養者}{過去1か月に訪問看護ステーションを利用した在宅療養者} \times 100$$

在宅療養者・家族・ヘルパーへの教育

Point

- 教育にあたっては、外力（圧迫・ずれ）の除去を最優先し、栄養、スキンケア、排泄ケアの指導を行う
- 局所ケアの指導はステップを踏んで実施し、療養者・家族の状況に応じて、個別性に配慮した指導を行う
- 処置方法やケアのポイントなどは、口頭で説明するだけでなく、家族が確認できるようにする

1　目的と方法

1）目的

教育の目的は、在宅療養者・家族・ヘルパーが褥瘡ケアの必要性を理解し、在宅における褥瘡対策チームの一員として褥瘡の治癒促進、悪化予防、再発予防を実践できることである。

2）方法

●いつ、誰が教育を行うのか

日常生活自立度がランクB/Cに該当する状態のときに、在宅主治医、訪問看護師、ケアマネジャーから、在宅療養者・家族・ヘルパーへ教育を行う。

●配慮すること

わかりやすい言葉を用いて、在宅で実践できる方法、入手可能な用品を用いて説明を行う。

すぐに訪問看護師や在宅主治医へ連絡をとらなければならない状態や緊急時の連絡方法について確認をしておく。

基礎疾患などから日常生活自立度の低下が予測される場合は、予後を考慮して少しずつ褥瘡予防を指導する。

2　指導する内容

1）褥瘡について

●褥瘡はどうしてできるのか

褥瘡の発生要因について説明を行う。現在有する発生要因と、病状などから近いうちに該当することが予測される要因について説明を行う。

●褥瘡の好発部位

現状で褥瘡が発生しやすい部位と、後頭部や耳介など思いがけない部位にも発生することがあることを説明する（褥瘡の好発部位についてはPart Ⅲのp.35参照）。

● 今回どうして褥瘡ができたのか

　療養環境面についてもアセスメントを行い、直接的な原因として考えられることを説明する。

2）褥瘡のケア方法

　以下に挙げる項目について、その重要性や具体的な予防・ケア方法を説明する。

①外力（圧迫・ずれ）の除去

- 局所治療に目が向きがちであるが、褥瘡発生予防、治癒促進、再発予防、すべての時期において、第一に外力の除去が重要である。
- 医師・看護師・ケアマネジャーらと相談し、状態に適した体圧分散用具を選択する。
- 体圧分散用具の適切な使用方法
　　⇒ 円座など不適切な用品は使用しない。
　　⇒ ウレタンフォームマットレスは紫外線で劣化するため日干しは行わない。
　　⇒ エアマットレス使用時は、電源、底づきの有無、体重設定など、適切な使用方法に注意し、1日1回確認を行う。
- 体位変換スケジュールを計画し、体位変換枕を使用する。
- ずれ対策として頭側挙上は30°までを原則とし、座位姿勢をとる場合は、端座位や椅子への移動を行うこと。端座位や椅子への移動が困難であり、やむを得ず45°以上の頭側挙上を行う場合は、できるだけ短時間とし二層式エアマットレスを使用する。

②栄養のとり方

- 栄養は、褥瘡予防・治療において非常に大切である。
- 日常の栄養摂取状態をアセスメントし、適切な摂取方法（経路）で必要な栄養量をとる。
- 医師、栄養士、看護師などチームで検討し、調理や食事介助を行う家族、ヘルパーに対して栄養指導を行う。
- 必要時は、給食（配食）サービスなどを利用する（ケアマネジャーが利用できるよう調整を行う）。
- 経管栄養のため頭側挙上時間が延長し、仙骨部、尾骨部にずれが生じる場合は半固形状流動食への変更を検討する。

③スキンケア

- 皮膚の清潔と乾燥の予防が健やかな皮膚を保つために重要である。
- 入浴や清拭時は、低刺激性石けんを用い、過度に皮膚をこすらない。清拭や入浴後は保湿外用薬を使用し、皮膚の乾燥を防ぐ。
- 入浴後の水分を除去する際にはやわらかいタオルで押さえ拭きをする。過度にこすったり、ドライヤーで乾燥させることは、角質層を痛めるため行わない。
- 創周囲や骨突出部の皮膚のマッサージは禁忌である。

④排泄ケア

- 失禁と褥瘡発生の関連を知る。
- コントロールできない失禁のためにおむつを用いる場合は、日常生活動作（ADL）や排泄物の量・性状に適したおむつを選択する。
- 持続する下痢や水様便は皮膚障害の原因となるため、医師や看護師に報告する。
- 排泄物の刺激から皮膚を守るために用いる撥水性皮膚保護剤などのケア用品を塗布する部位と量、回数に留意する。
- 肛門部へのパウチ装着を行う場合は、漏れた場合の対応方法について家族と職種間で話し合い決定する。
- 創処置は医療行為であるが、おむつ交換時、排泄物で創が汚染されている状況を発見した場合は、創感染予防上重要であるため、家族と職種間で話し合い創処置の方法を決定する。

3）局所ケア

　局所処置を家族が行う場合は、以下の3段階のステップを踏んで指導を行う。

　1．医療者のデモンストレーションを家族が

見学する段階
2．医療者が介助しながら家族が実施する段階
3．家族が主体的に実施し医療者は見守る段階
　通常医療者が処置を行う場合でも、創傷被覆材が剥がれてしまったり、排泄物で汚染する場合があるため、対処方法を指導する。

①創傷被覆材の剥がし方
- テープや創傷被覆材を引っ張るのではなく、皮膚を押すようにしてゆっくりやさしく剥がす。

②洗浄
- 創と創周囲の洗浄方法・量・洗浄時の体位について指導する。家族が行う場合は、注射器や注射針を用いるより、先の細いノズルのついた洗浄びんを用いるほうが安全である（図1）。
- 寝具が洗浄液で汚染しないよう、寝具の防水に配慮する（図2）。

③創の観察
- 家族が処置を行う場合、創周囲の皮膚の色と熱感の有無、滲出液の色と量、創面の色、臭い、ポケットの有無を観察する。詳細な創、ポケットサイズの測定、DESIGN-R®の評価

は医師や看護師が実施する。
- 壊死組織の除去が進むと、創サイズが拡大したり、創が深くなったように誤解を招く場合があることを説明する。
- 壊死組織が除去されると創の全体像がわかることと正常な治癒過程であることを説明する。現在創傷治癒のどの段階であり、目標をどこに置いて治療を行っているかについて説明する。

④ケアの方法
- 必要物品は1か所にまとめておくとよい（図3）。
- 外用薬を用いる場合は、用量用法および使用上の注意点を説明する。
- 軟膏をガーゼにのばす場合、プリンなどについてくるプラスチックスプーンを使用すると簡便である（図4）。
- 自治体の分別方法に従ってゴミを処理する。
- 洗浄びんは、中性洗剤で洗浄し乾燥させておく。
- 処置後は手洗いを十分に行う。

⑤その他
- 必要な診療材料の入手方法について説明する。

図1　洗浄用品（先の細いノズルのついた洗浄びん）

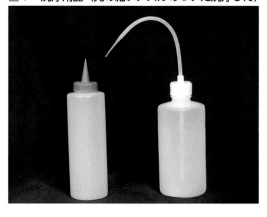

図2　洗浄時の寝具汚染への配慮

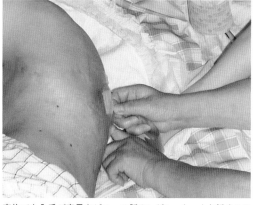

家族でも入手が容易なビニール製のレジャーシートと紙オムツを使って、洗浄処置時の寝具汚染を予防する

図3　ケア用品の準備

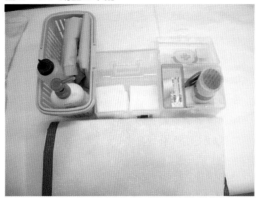

図4　プラスチックスプーンの利用

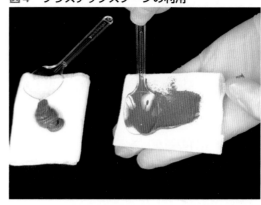

4）異常の早期発見と緊急時の連絡方法

　緊急時の連絡先は電話の近くなど目につく場所に明示する。以下の症状がある場合は、在宅医または訪問看護師へすみやかに報告する。
- 感染徴候の出現時（**表1**）
- 1日中、食事や水分が摂取できていない場合
- 家族の病気など、何らかの事情で処置の継続が困難となった場合

5）その他のポイント

- 在宅療養者や家族の理解力に合わせた指導を行う。
- 処置方法やケアのポイントは口頭だけではなく記載した用紙を渡すなど、家族が確認できるようにする。
- 精神的・身体的な家族の介護負担を配慮し、個々に合わせた具体的な目標設定と、継続可能なケア方法を指導する。

表1　感染の徴候

創部	全身
● 濃緑または黄色の膿汁 ● 悪臭 ● 創部周辺の発赤あるいは熱感 ● 創部周辺の疼痛 ● 腫脹	● 発熱または悪寒 ● 動悸 ● 衰弱 ● 意識混濁あるいは見当識障害

美濃良夫：患者，家族への説明の仕方．厚生省老人保健福祉局老人保健課監修，褥瘡の予防・治療ガイドライン，照林社，東京，107，1998．より引用

参考文献
1. 日本褥瘡学会教育委員会ガイドライン改訂委員会：褥瘡予防・管理ガイドライン（第4版）．褥瘡会誌 2015；17（4）：487-557.

褥瘡の概要

褥瘡発生のメカニズム

Point

● 褥瘡発生の要因には、「個体要因」と「環境・ケア要因」があり、両方の要因が重なる、"過剰な外力"、"湿潤状態の不均衡"、"栄養不足"、"自立の低下"があると、褥瘡は発生しやすくなる

● 皮膚に圧迫やずれなどの外力が加わると、阻血性障害だけでなく、再灌流障害、リンパ系機能障害、機械的変形の4つの機序が複合的に関与し、褥瘡（細胞死・組織障害）を引き起こす

1 褥瘡と外力

● 皮膚の構造

皮膚は表面から、表皮、真皮、皮下組織の3つの層に分かれ、その下に筋肉、骨が存在する（図1）。

● 褥瘡とは

日本褥瘡学会では、褥瘡を以下のように定義している[1]。

> 身体に加わった外力は骨と皮膚表層の間の軟部組織の血流を低下、あるいは停止させる。この状況が一定時間持続されると組織は不可逆的な阻血性障害に陥り褥瘡となる。

図2は、外力が働くと同時に骨からも応力（生体内部に生じる複雑な力）が働き、阻血状態になることを示している。

● 褥瘡の発生要因

褥瘡発生の要因には、「個体要因」と「環境・ケア要因」がある（図3）。「個体要因」には、基本的日常生活自立度や、病的骨突出、関節拘縮、栄養状態の低下などがある。また「環境・ケア要因」としては、体位変換、体圧分散寝具、頭側挙上、下肢挙上、座位保持などの不足が挙げられる。両方の要因が重なる、"過剰な外力"、"湿潤状態の不均衡"、"栄養不足"、"自立の低下"があると、褥瘡が発生しやすい状態となる。

「個体要因」と「環境・ケア要因」に、急性期・手術期、終末期、特殊疾患、脊髄損傷（脊損）と車椅子の使用、などの状況が関連すると、これらが複合的に働き、一度褥瘡が発生すると創傷治癒が遅延し、難治化しやすくなると考えられている。

図1 皮膚構造の模式図

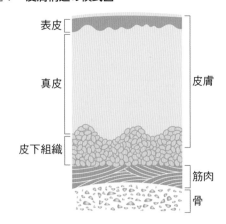

図2　外力が皮膚表層に与える影響

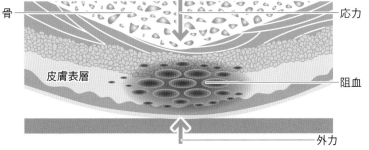

骨　　　　応力

皮膚表層　　　　阻血

外力

外力が働くと同時に骨からも応力が働くことで、阻血状態に陥る

図3　褥瘡発生の概念図

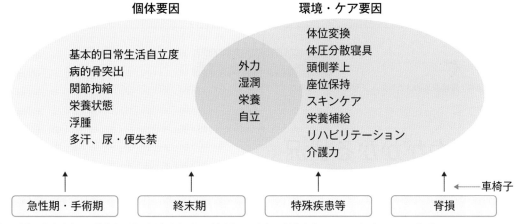

個体要因　　　　　　　　　　環境・ケア要因

基本的日常生活自立度　　　　　　　体位変換
病的骨突出　　　　　　　　　　　　体圧分散寝具
関節拘縮　　　　外力　　　　　　　頭側挙上
栄養状態　　　　湿潤　　　　　　　座位保持
浮腫　　　　　　栄養　　　　　　　スキンケア
多汗、尿・便失禁　自立　　　　　　栄養補給
　　　　　　　　　　　　　　　　　リハビリテーション
　　　　　　　　　　　　　　　　　介護力

車椅子

| 急性期・手術期 | 終末期 | 特殊疾患等 | 脊損 |

真田弘美, 大浦武彦, 中條俊夫, 他：褥瘡発生要因の抽出とその評価. 褥瘡会誌 2003；5（1-2）：139. より引用

●褥瘡発生のメカニズム

　皮膚に圧迫やずれなどの外力が加わると、阻血性障害だけでなく、再灌流障害、リンパ系機能障害、機械的変形の4つの機序が複合的に関与し、褥瘡（細胞死・組織障害）を引き起こす（図4）。

①阻血性障害は、グルコースの供給不足や嫌気性代謝の亢進により組織内に乳酸が蓄積され、pHが低下することで生じる。

②再灌流障害は、血流が再開したときに、阻血部位に蓄積された炎症を引き起こす物質が広がり、組織障害の悪化が生じることを示す。

③リンパ系機能障害は、リンパの流れが滞り、老廃物や自己分解性酵素が蓄積することによって起こる。

④機械的変形は、外力の直接作用によって、細胞のアポトーシス（細胞死）や細胞外マトリックスの配向性の変化が起こることを示す。

　これら4つの機序が作用し、細胞死や組織障害が起こる。

図4　褥瘡発生のメカニズム

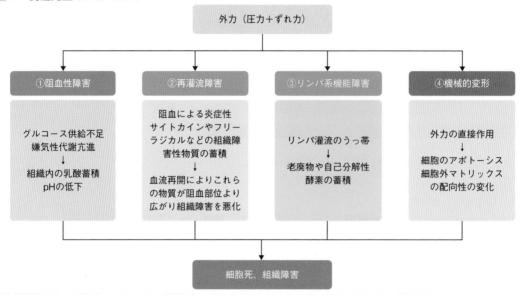

日本褥瘡学会編：褥瘡発生のメカニズム．褥瘡予防・管理ガイドライン．照林社，東京，2009：19．より引用

2　外力がかかる状況

　褥瘡発生の原因となる外力は、ベッドを操作したときやベッドから上がり降りするとき、車椅子座位時に姿勢が崩れたときなどにかかる（**図5**）。

　ベッド操作時は、頭側挙上時や元に戻す際に、背部、仙骨部、尾骨部、坐骨部、踵部に外力がかかる。そのため、ベッド操作後は、背中などの外力がかかる部位をマットレスから離し、残留ずれ力を排除する必要がある。これを「背抜き」という。

　圧迫とずれは、ベッドからの上がり降り時には臀部に、車椅子座位時に姿勢が崩れた場合に

は尾骨部や背部に生じる。そのため、車椅子へ移乗するときは臀部をずらさないようにし、座位時には姿勢保持を積極的に行うことが大切である。

引用文献
1. 日本褥瘡学会編：序文．褥瘡予防・管理ガイドライン．照林社，東京，2009：7．

参考文献
1. 日本褥瘡学会学術教育委員会：褥瘡発生要因の抽出とその評価．褥瘡会誌 2003；5（1-2）：136-149．
2. 田中マキ子：ガイドラインに基づくまるわかり褥瘡ケア．照林社，東京，2016．

図5　外力がかかる状況

ベッド操作時

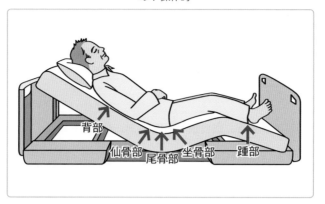

背部
仙骨部　尾骨部　坐骨部　踵部

ベッドからの上がり降り時

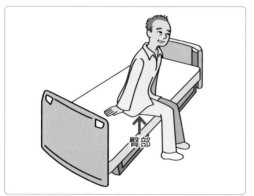

臀部

車椅子座位時の姿勢の崩れ

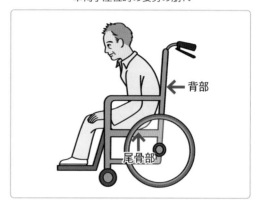

背部

尾骨部

褥瘡治癒の経過

Point

- 褥瘡には急性期と慢性期がある。取り扱う褥瘡について、まずはどの段階にあるのかを見きわめることが重要である
- 褥瘡の深さによって、治癒過程が異なる。浅い褥瘡では、創底と創縁の両方から表皮細胞の再上皮化が起こるため早期の創治癒が期待できるが、深い褥瘡では、壊死組織が除去された後に良好な肉芽組織が形成され、創の収縮と創縁からの上皮化により創が閉鎖する
- 褥瘡難治化の原因には、創の大きさ、部位、感染などがある。さらに、局所要因や加齢変化、栄養状態の低下などを含む複合要因が関係する

1 褥瘡の分類

　褥瘡は、創周囲の発赤、紫斑、びらん、水疱などが見られる「発生期」から2～3週間が「急性期」とされ、その後、「慢性期」に入る。褥瘡の進展を図1に示す。

　また、慢性期の褥瘡では、「浅い褥瘡」と「深い褥瘡」によって治癒過程が異なる。浅い褥瘡とは、真皮までの深さの褥瘡を指し、後述する褥瘡状態評価スケールDESIGN-R®の分類

ではd1、d2に該当する。深い褥瘡とは、皮下組織に及ぶ深さの褥瘡を指し、DESIGN-R®の分類ではD3、D4、D5に該当する。

　浅い褥瘡は、図2-1に示すように、「炎症期」、「表皮形成期」の経過を経て治癒する。

　炎症期は、創周囲の発赤と壊死組織が見られ、表皮形成期には、創底と創縁の両方から再上皮化が起こる。浅い褥瘡の表皮形成は、創底に毛

図1　褥瘡の進展

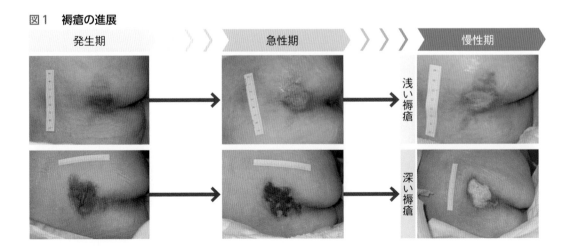

発生期	急性期	慢性期
		浅い褥瘡
		深い褥瘡

包や汗管が残存するため、創底と創縁の両方から表皮細胞の移動・再生が起こり、再上皮化する。そのため、早期の創治癒が期待できる。

深い褥瘡は、**図2-2**に示すように、「炎症期」、「肉芽形成期」、「表皮形成期」の経過を経て治癒する。炎症期には、創周囲の発赤や壊死組織

が見られる。壊死組織が除去された後に良好な肉芽組織が形成され、創の収縮と創縁からの上皮化により創が閉鎖する。深い褥瘡の表皮形成期は、創縁からの表皮細胞が移動・再生し、再上皮化することによって創が閉鎖する。

図2-1 慢性期の浅い褥瘡の治癒過程

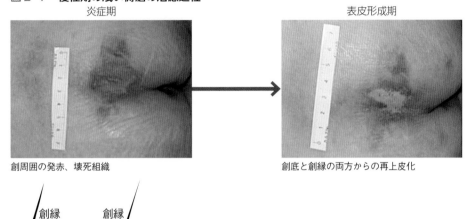

炎症期　　　　　　　　　　　　　　　　　　表皮形成期

創周囲の発赤、壊死組織　　　　　　　　　　創底と創縁の両方からの再上皮化

創縁　　創縁

創底

表皮

真皮

浅い褥瘡では、創底と創縁の両方から表皮細胞の移動・再生が起こり、再上皮化する

図2-2 慢性期の深い褥瘡の治癒過程

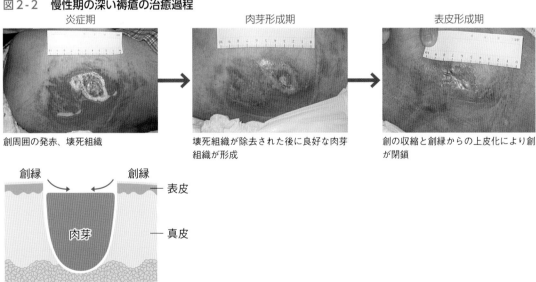

炎症期　　　　　　　　　肉芽形成期　　　　　　　　表皮形成期

創周囲の発赤、壊死組織　　壊死組織が除去された後に良好な肉芽組織が形成　　創の収縮と創縁からの上皮化により創が閉鎖

創縁　　　創縁

表皮

肉芽

真皮

深い褥瘡では、創縁から表皮細胞の移動・再生が起こり、再上皮化する

2 褥瘡難治化の原因

在宅では、寝たきりの療養者や高齢者の場合、褥瘡が難治化することがよくある。また、栄養状態の低下や加齢なども難治化の要因として挙げられる。さらに、これらの要因が複合することで、褥瘡を治りにくくさせる。

寝たきりの場合、頭側挙上やそれを元に戻すとき、体位変換のときにずれが生じることに加え、拘縮があると、圧迫やずれを回避することが困難になる。さらに、麻痺による感覚障害があると、圧迫による痛みの刺激がないために、発見の遅れにつながる。失禁などによる創の汚染も難治化の要因である。

難治化のもう1つの要因に、感染がある。感染褥瘡では、腫れ、痛み、赤み、熱感などの炎症徴候が見られる。このような徴候に、発熱、排膿、滲出液の増加、悪臭などが見られた場合は、感染症を発症している可能性が高いため、すみやかに医師に報告する必要がある。

褥瘡は排泄物が付着しやすい部位に近接することが多く、開放創であることから、細菌に感染しやすい状態にある。また、加齢や低栄養のために療養者の免疫力が低下すると、細菌の病原性と宿主の免疫力のバランスが崩れ、感染を起こしやすくなる。感染褥瘡は、このバランスが細菌側に傾いている創といえる（図3）。

図3　感染褥瘡とは

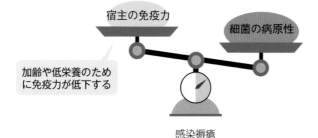

宿主の免疫力

細菌の病原性

加齢や低栄養のために免疫力が低下する

感染褥瘡

感染褥瘡とは、細菌の病原性と宿主の免疫力のバランスが細菌側に傾いている創である

褥瘡の分類

Point

● 褥瘡の分類には、深達度からみたNPUAP/EPUAP分類、重症度と治癒過程を数量化できる褥瘡状態評価スケール/DESIGN-R®がある
● DESIGN-R®は複数の職種でかかわることが多い在宅褥瘡治療において、褥瘡の状態を同じ認識で共有できる有用なツールである

1 褥瘡の深達度分類

褥瘡の重症度は一般的に「深さ（深達度）」によって分類されるが、代表的な分類の１つに、米国褥瘡諮問委員会(NPUAP:National Pressure Ulcer Advisory Panel)＊と欧州褥瘡諮問委員会(EPUAP：European Pressure Ulcer Advisory Panel) が共同で作成したNPUAP/EPUAP分類がある（図１）。

この分類は、褥瘡を深達度に応じて、カテゴリ/ステージⅠからカテゴリ/ステージⅣに分ける。さらに、「米国向けの追加のカテゴリ」として、「分類不能」と「深部組織損傷（DTI：deep tissue injury）疑い」の２つが追加されている。

カテゴリ/ステージⅠは消退しない発赤を伴う損傷のない皮膚、カテゴリ/ステージⅡは浅い開放潰瘍として現れる真皮の部分欠損であり、水疱も含まれる。カテゴリ/ステージⅢは、皮下脂肪に至るものの骨、腱、筋肉は露出していない全層組織欠損、カテゴリ/ステージⅣは、骨、腱、筋肉の露出を伴う全層組織欠損を指す。

「分類不能」とは、創底に黄色壊死組織（スラフ）や黒色壊死組織（エスカー）が付着し、潰瘍の実際の深さがまったくわからなくなっている全層組織欠損を指す。壊死組織があり、創底が覆われている場合は、その壊死組織が十分に取り除かれないと、褥瘡の真の深さは決定できない。そのため、壊死組織が除去されてから再評価する必要がある。

「DTI」とは、深部組織損傷のことで、圧力やせん断力によって、皮膚表面よりも先に筋肉や皮下脂肪が損傷を受ける病態である。初期には皮膚損傷はないが、疼痛を伴う皮膚変色、皮下硬結などが現れ、急速に深い褥瘡に進行することがある。「DTI疑い」では、触診を行い、局所のぶよぶよした感じや硬結、皮膚温の変化、疼痛の有無を確認することが重要である。

＊NPUAP（National Pressure Ulcer Advisory Panel）は、2019年11月よりNPIAP（National Pressure Injury Advisory Panel）へと名称が変更された。

図1　NPUAP/EPUAPによる褥瘡の分類

カテゴリ/ステージⅠ：消退しない発赤

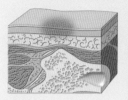

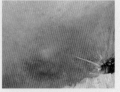

透明なプラスチック板を押し当てて、発赤が消えないことを確認する。消える場合は含めない。しかし消える発赤でも進行する場合があるので観察を続ける

通常骨突出部に限局された領域に消退しない発赤を伴う損傷のない皮膚。色素の濃い皮膚には明白なる消退は起こらないが、周囲の皮膚と色が異なることがある。

周囲の組織と比較して疼痛を伴い、硬い、柔らかい、熱感や冷感があるなどの場合がある。カテゴリⅠは皮膚の色素が濃い患者では発見が困難なことがある。「リスクのある」患者とみなされる可能性がある。

カテゴリ/ステージⅡ：部分欠損または水疱

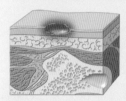

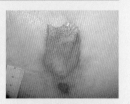

まわりの皮膚とほとんど段差がなく、毛穴が見えることが多い

黄色壊死組織（スラフ）を伴わない、創底が薄赤色の浅い潰瘍として現れる真皮の部分層欠損。皮蓋が破れていないもしくは開放/破裂した、血清または漿液で満たされた水疱を呈することもある。

スラフまたは皮下出血*を伴わず、光沢や乾燥した浅い潰瘍を呈する。このカテゴリを、皮膚裂傷、テープによる皮膚炎、失禁関連皮膚炎、浸軟、表皮剥離の表現に用いるべきではない。

＊皮下出血は深部組織損傷を示す。

カテゴリ/ステージⅢ：全層皮膚欠損（脂肪層の露出）

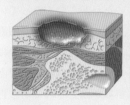

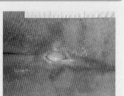

まわりの皮膚との間に段差があり、創底に柔らかい黄色の壊死組織が存在することが多い

全層組織欠損。皮下脂肪は視認できるが、骨、腱、筋肉は露出していない。組織欠損の深度が分からなくなるほどではないがスラフが付着していることがある。ポケットや瘻孔が存在することもある。

カテゴリ/ステージⅢの褥瘡の深さは、解剖学的位置によりさまざまである。鼻梁部、耳介部、後頭部、踵部には皮下（脂肪）組織がなく、カテゴリ/ステージⅢの褥瘡は浅くなる可能性がある。反対に脂肪層が厚い部位では、カテゴリ/ステージⅢの非常に深い褥瘡が生じる可能性がある。骨/腱は視認できず、直接触知できない。

カテゴリ/ステージⅣ：全層組織欠損

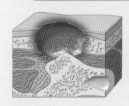

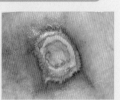

まわりの皮膚との間に段差があり、中には創底に密着した黄色の壊死組織や、糸を引いたように見える壊死組織が見えることがある

骨、腱、筋肉の露出を伴う全層組織欠損。スラフまたはエスカー（黒色壊死組織）が付着していることがある。ポケットや瘻孔を伴うことが多い。

カテゴリ/ステージⅣの褥瘡の深さは解剖学的位置によりさまざまである。鼻梁部、耳介部、後頭部、踵部には皮下（脂肪）組織がなく、カテゴリ/ステージⅣの褥瘡は浅くなる可能性がある。反対に脂肪層が厚い部位では、カテゴリ/ステージⅣの非常に深い褥瘡が生じることがある。カテゴリ/ステージⅣの褥瘡は筋肉や支持組織（筋膜、腱、関節包など）に及び、骨髄炎や骨炎を生じやすくすることもある。骨/筋肉が露出し、視認することや直接触知することができる。

| 米国向けの追加のカテゴリ |

分類不能：皮膚または組織の全層欠損─深さ不明

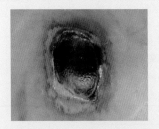

創底にスラフ（黄色、黄褐色、灰色、緑色または茶色）やエスカー（黄褐色、茶色または黒色）が付着し、潰瘍の実際の深さが全く分からなくなっている全層組織欠損。

スラフやエスカーを十分に除去して創底を露出させない限り、正確な深達度は判定できないが、カテゴリ/ステージⅢもしくはⅣの創である。踵に付着した、安定した（発赤や波動がなく、乾燥し、固着し、損傷が無い）エスカーは「天然の（生体の）創保護」の役割を果たすので除去すべきではない。

深部組織損傷疑い（suspected DTI）─深さ不明

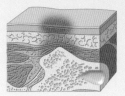 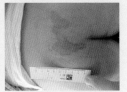

長時間の手術後に発生した。紫色を呈しており、深部に硬結を触れる

圧力やせん断力によって生じた皮下軟部組織が損傷に起因する、限局性の紫色または栗色の皮膚変色または血疱。

隣接する組織と比べ、疼痛、硬結、脆弱、浸潤性で熱感または冷感などの所見が先行して認められる場合がある。深部組織損傷は、皮膚の色素が濃い患者では発見が困難なことがある。進行すると暗色の創底に薄い水疱ができることがある。創がさらに進行すると、薄いエスカーで覆われることもある。適切な治療を行っても進行は速く、適切な治療を行ってもさらに深い組織が露出することもある。

EPUAP（ヨーロッパ褥瘡諮問委員会）/NPUAP（米国褥瘡諮問委員会）著，宮地良樹，真田弘美監訳．褥瘡の予防＆治療　クイックリファレンスガイド（Pressure Ulcer Prevention & Treatment）．より引用したものにイラスト，写真を追加した

2　褥瘡状態評価スケール/ DESIGN-R®

1）褥瘡状態評価スケールとは

　褥瘡の状態を評価するスケールを使用する意義は、「多職種が、共通の言語で、客観的に、経時的に、数値で評価できる」ことである。

　特に、在宅では、医師が必ずしも同行するわけではなく、また、毎回同じ看護師が観察するとは限らない。このように、複数の職種がかかわるときには、共通の評価スケールが必要となる。

　共通の評価スケールを使うことで、複数の訪問者が同じ視点で評価できるとともに、医師が褥瘡の状態を正確にとらえ、適切に判断することができる。また、評価スケールは、その褥瘡が改善しているのか悪化しているのかが数値で表されるため、現在のケアの有効性や今後のケア変更の必要性を検討する判断指標となる。

2）DESIGN-R®の概要

　日本褥瘡学会が作成した褥瘡状態評価スケールとして、「DESIGN-R®」がある（表1）。

　DESIGN-R®は、重症度と治癒過程を数量化することができ、点数が高いほど重症と判断する。評価項目は、深さ、滲出液、大きさ、炎症/感染、肉芽組織、壊死組織、ポケットの7項目で構成されている（図2）。

　DESIGN-R®の特徴は、褥瘡状態の変化を数値で表記できることに加え、治療経過を追跡することで、褥瘡が改善しているのか、悪化しているのかを判断できるとともに、療養者間の重症度の比較が可能になることである。さらに、褥瘡ケア計画を立てるためのツールとしても使用することができる。

表1　DESIGN-R®褥瘡経過評価用

カルテ番号（　　　　　　　）
患者氏名　（　　　　　　　　　）

				月日	/	/	/	/	/	/

Depth 深さ　創内の一番深い部分で評価し、改善に伴い創底が浅くなった場合、これと相応の深さとして評価する

d	0	皮膚損傷・発赤なし	D	3	皮下組織までの損傷						
	1	持続する発赤		4	皮下組織を越える損傷						
	2	真皮までの損傷		5	関節腔、体腔に至る損傷						
				U	深さ判定が不能の場合						

Exudate 滲出液

e	0	なし	E	6	多量：1日2回以上のドレッシング交換を要する						
	1	少量：毎日のドレッシング交換を要しない									
	3	中等量：1日1回のドレッシング交換を要する									

Size 大きさ　皮膚損傷範囲を測定：[長径（cm）×長径と直交する最大径（cm）]　*3

s	0	皮膚損傷なし	S	15	100以上						
	3	4未満									
	6	4以上　　16未満									
	8	16以上　　36未満									
	9	36以上　　64未満									
	12	64以上　100未満									

Inflammation/Infection 炎症/感染

i	0	局所の炎症徴候なし	I	3	局所の明らかな感染徴候あり（炎症徴候、膿、悪臭など）						
	1	局所の炎症徴候あり（創周囲の発赤、腫脹、熱感、疼痛）		9	全身的影響あり（発熱など）						

Granulation 肉芽組織

g	0	治癒あるいは創が浅いため肉芽形成の評価ができない	G	4	良性肉芽が、創面の10%以上50%未満を占める						
	1	良性肉芽が創面の90%以上を占める		5	良性肉芽が、創面の10%未満を占める						
	3	良性肉芽が創面の50%以上90%未満を占める		6	良性肉芽が全く形成されていない						

Necrotic tissue 壊死組織　混在している場合は全体的に多い病態をもって評価する

n	0	壊死組織なし	N	3	柔らかい壊死組織あり						
				6	硬く厚い密着した壊死組織あり						

Pocket ポケット　毎回同じ体位で、ポケット全周（潰瘍面も含め）[長径(cm)×短径*1(cm)]から潰瘍の大きさを差し引いたもの

p	0	ポケットなし	P	6	4未満						
				9	4以上16未満						
				12	16以上36未満						
				24	36以上						

部位 [仙骨部、坐骨部、大転子部、踵骨部、その他（　　　　　　　　　）]　　　合　計　*2

©日本褥瘡学会/2013

＊1："短径"とは"長径と直交する最大径"である
＊2：深さ（Depth：d.D）の得点は合計には加えない
＊3：持続する発赤の場合も皮膚損傷に準じて評価する

日本褥瘡学会：DESIGN-R®褥瘡経過評価用. より引用
http://www.jspu.org/jpn/info/pdf/design-r.pdf （2020/7/27アクセス）

図2　DESIGN-R®の項目と点数つけ方

- **D**epth（深さ）
- **E**xudate（滲出液）
- **S**ize（大きさ）
- **I**nflammation/**I**nfection（炎症/感染）
- **G**ranulation（肉芽組織）
- **N**ecrotic tissue（壊死組織）
- **P**ocket（ポケット）

DESIGN-R®の表記例

D3 - e3 s8 i0 g1 n0 P12：24（点）

DESIGN-R®は、重症度と治癒過程を数量化することができる評価ツールである。点数が高いほど重症と判断する

3）DESIGN-R®の項目

① 深さ（Depth）

　創内の一番深い部分で評価し、改善に伴い創底が浅くなった場合、これと相応の深さとして評価し、d0からD5までに分類する。また、深さ判定が不能の場合を「U」とする。

　深さの採点は、創縁と創底の段差の有無、創底の見える組織によって判定する（図3）。治癒過程にある褥瘡は、創縁と創底の段差の程度によって判定する。

d	0	皮膚損傷・発赤なし	D	3	皮下組織までの損傷
	1	持続する発赤		4	皮下組織を越える損傷
	2	真皮までの損傷		5	関節腔、体腔に至る損傷
				U	深さ判定が不能の場合

図3　深さの採点

d0	d1	d2	D3	D4	D5　U
皮膚損傷・発赤なし	持続する発赤	真皮までの損傷	皮下組織までの損傷	皮下組織を越える損傷	関節腔、体腔に至るまたは深さ判定が不能な場合

健康な皮膚

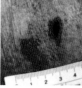 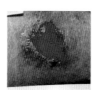 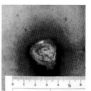 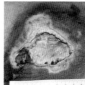

発赤のみで、皮膚の損傷はない	創縁と創底に段差がない	創縁と創底に段差があり、創底には脂肪層の壊死組織がある	創底には筋膜の壊死がある	腱の露出部位から足関節に向かって交通がある

表皮
真皮
脂肪
筋
骨

 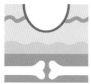 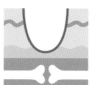 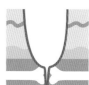

実際の症例をもとに、深さの採点を行ってみる。図4の症例Aでは、皮下組織までの損傷のため、深さは「D3」という評価になる。症例Bでは、創底が壊死組織で覆われており、深さが判定できないため、「DU」と評価する。

DESIGN-R®を採点するうえで、注意すべきことは「深さ」の点数を、合計点に加えないということである（図5）。

図4 深さの採点

症例 A

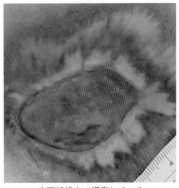

皮下組織まで損傷している

| D3 | 皮下組織までの損傷 |

症例 B

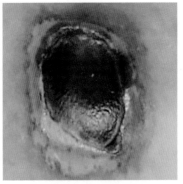

壊死組織で覆われている

| DU | 創底が黒い壊死組織に覆われており、深さ判定が不能 |

図5 採点するときの注意点

深さ［d（D）］は合計点に加えない

D3 – e3 s8 i0 g1 n0 P12：24（点）

点数は深さ以外の6項目を合計する

② 滲出液（Exudate）

「滲出液」は、ドレッシング材の交換回数で判定し、ガーゼを貼付している場合の交換回数に換算して判定する。1日1回の交換でも、ドレッシング材から滲出液が漏れ出る場合は、「多量」と判定する。1日2回の交換でも、ガーゼに極少量の滲出液が付着している場合は、「少量」と判定する。

ドレッシング材は種類によって吸水力が異なるため、標準化した滲出液量の評価を行うために、ガーゼを貼付した場合を想定して判定する（図6）。

e	0	なし			
	1	少量：毎日のドレッシング交換を要しない	E	6	多量：1日2回以上のドレッシング交換を要する
	3	中等量：1日1回のドレッシング交換を要する			

図6　滲出液量のめやす

e1：少量　　　　　　e3：中等量　　　　　　E6：多量

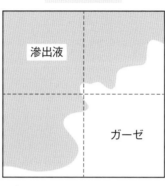
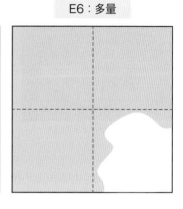

滲出液量はガーゼを貼付した場合を想定して評価する

③ 大きさ（Size）

大きさは、皮膚損傷範囲の長径（cm）と、長径と直交する最大径（cm）を測定し、それぞれを掛け合わせた数値をs0点からS15点までに分類し、評価する。

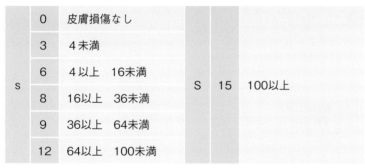

s	0	皮膚損傷なし	S	15	100以上
	3	4未満			
	6	4以上　16未満			
	8	16以上　36未満			
	9	36以上　64未満			
	12	64以上　100未満			

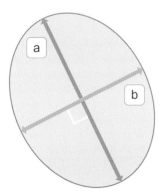

皮膚損傷範囲を測定：
長径（cm） a ×長径と直交する最大径（cm） b
持続する発赤の場合も皮膚損傷に準じて評価

図7の症例の場合は、長径が9.8cm、長径と直交する最大径が7.8cmであり、掛け合わせると76.44になるため、「s 12点」という評価になる。

図7　大きさの採点

症例

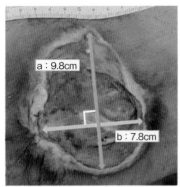

a：9.8cm

b：7.8cm

創のサイズ　9.8×7.8＝76.44

| s12 | 76.44（64以上100未満） |

④ 炎症/感染（Inflammation/Infection）

創周辺の炎症あるいは創自体の感染をi0点からI9点までに分類し、評価する。

図8の症例の場合は、創周囲に発赤と腫脹があるため、局所の炎症徴候ありと判断し、「i 1点」の評価になる。

i	0	局所の炎症徴候なし	I	3	局所の明らかな感染徴候あり（炎症徴候、膿、悪臭など）
	1	局所の炎症徴候あり（創周囲の発赤、腫脹、熱感、疼痛）		9	全身的影響あり（発熱など）

図8　炎症/感染の採点

症例

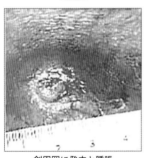

創周囲に発赤と腫脹

| i1 | 創周囲に発赤、腫脹あり |

⑤ 肉芽組織（Granulation）

肉芽組織の評価は、良性肉芽が創面に占める割合をもとに行う。肉芽組織の量に応じてg0点からG6点で判定する。

g	0	治癒あるいは創が浅いため肉芽形成の評価ができない	G	4	良性肉芽が、創面の10%以上50%未満を占める
	1	良性肉芽が創面の90%以上を占める		5	良性肉芽が、創面の10%未満を占める
	3	良性肉芽が創面の50%以上90%未満を占める		6	良性肉芽が全く形成されていない

肉芽組織の評価で重要なのは、「良性肉芽」か「不良肉芽」かの見きわめである（図9）。

良性肉芽とは、「鮮紅色の肉芽」を指すのに対して、「不良肉芽」とは、暗赤色や白い肉芽、浮腫のある肉芽などを指す。

図10の症例の場合は良性肉芽が創面の10%から50%であることから、「G4点」という評価になる。

図9　良性肉芽と不良肉芽

良性肉芽：鮮紅色の肉芽組織

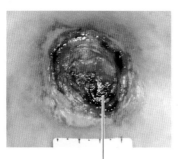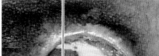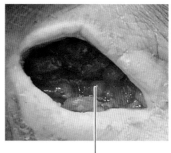

不良肉芽：暗赤色の肉芽組織　　　不良肉芽：白っぽい肉芽組織　　　不良肉芽：浮腫のある肉芽組織

良性肉芽は、鮮紅色、かつ適度な湿潤環境が保たれた肉芽を指す。不良肉芽は、暗赤色や白っぽい肉芽で、また過度の湿潤環境による浮腫が見られる

図10　肉芽組織の採点

症例

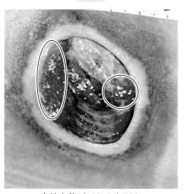

G4	良性肉芽が、創面の10%以上50%未満を占める

良性肉芽が10%から50%

⑥ 壊死組織（Necrotic tissue）

壊死組織の病態が混在している場合は、全体的に多い病態をもってn0点からN6点に分類し、評価する（図11）。

n	0	壊死組織なし	N	3	柔らかい壊死組織あり
				6	硬く厚い密着した壊死組織あり

図11　壊死組織の採点

n0点：壊死組織なし

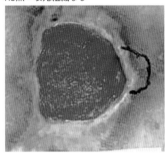

N3点：柔らかい壊死組織あり

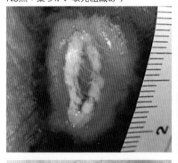
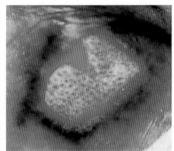
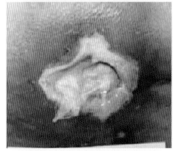
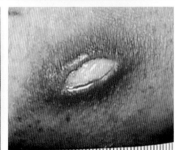

N6点：硬く厚い密着した壊死組織あり

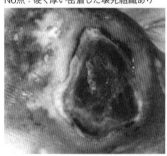

⑦ ポケット（Pocket）

ポケットがある場合には、ポケットの評価をする。毎回同じ体位で、ポケット全周（潰瘍面も含め）［長径(cm)×長径と直交する最大径(cm)］から潰瘍面の大きさを差し引いたものを、p 0点からP 24点に分類し、評価する。

p	0	ポケットなし	P	6	4未満
				9	4以上16未満
				12	16以上36未満
				24	36以上

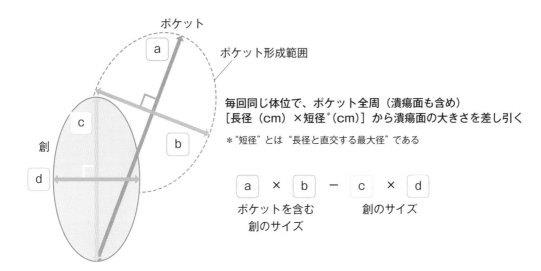

ポケット
ポケット形成範囲

毎回同じ体位で、ポケット全周（潰瘍面も含め）
［長径（cm）×短径*（cm）］から潰瘍面の大きさを差し引く

*"短径"とは"長径と直交する最大径"である

$$ \boxed{a} \times \boxed{b} - \boxed{c} \times \boxed{d} $$

ポケットを含む　　　　　創のサイズ
創のサイズ

図12の症例では、潰瘍面を含むポケットの長径が7.0cm、短径が2.3cmであるため、ポケットを含むサイズは16.1となる。そこから潰瘍面の大きさ（長径4.0cm×短径1.4cm）である5.6を差し引いて10.5となり、「P 9点」という評価になる。

図12　ポケットの採点

症例

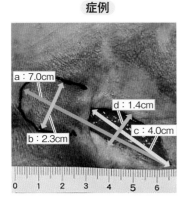

P9	ポケットのサイズ
	10.5 （4以上16未満）

ポケットを含む創のサイズ　7.0×2.3＝16.1
創のサイズ　　　　　　　　4.0×1.4＝5.6
ポケットのサイズ　　　　　16.1－5.6＝10.5

4）DESIGN-R®の表記方法

　深さは合計点に含めず、冒頭に表記する。そのあとをハイフンでつなぎ、深さ以外の6項目の点数を合計し、表記する。この合計点が大きいほどその褥瘡は、重症度が高いということになる（図13）。

図13　DESIGN-R®の表記方法

症例

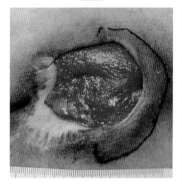

ポケットを含む創のサイズ　48.0
創のサイズ　　　　　　　　30.0
ポケットのサイズ　　　　　18.0

深さ	D3	皮下組織までの損傷
滲出液	e3	中等量：1日1回のドレッシング交換を要する
大きさ	s8	16以上36未満
炎症/感染	i0	局所の炎症徴候なし
肉芽組織	g1	良性肉芽が創面の90%以上を占める
壊死組織	n0	壊死組織なし
ポケット	P12	16以上36未満

深さ以外の6項目の点数を合計する

ハイフンでつなぐ

D3 – e3 s8 i0 g1 n0 P12 : 24（点）

深さ［d(D)］は合計点に含めず、
冒頭に表記する

合計点が大きいほど
重症度が高い

Part

III

褥瘡の予防方法

褥瘡予防の進め方

Point

● 褥瘡予防の基本は皮膚観察である

● 褥瘡予防のアルゴリズムに沿って、必要なケア、対策を行う

褥瘡予防のアルゴリズムを図1に示す。

褥瘡予防は皮膚の観察から始まる。皮膚観察で「褥瘡あり」と判定された場合は、褥瘡の治療、発生後のケア、病院との連携について立案し、実施・評価となる。「褥瘡なし」と判定された場合は、褥瘡発生リスクのアセスメントを行う。アセスメントで「褥瘡発生リスクなし」と判定された場合は、在宅を訪問する度に皮膚

の観察を実施する。観察は、訪問看護師や介護職（ヘルパー）だけでなく、家族にも指導し、1日1回行うようにする。

「褥瘡発生リスクあり」と判定された場合は、リスク項目（圧迫・ずれの排除、スキンケア、栄養管理、リハビリテーション、介護力）に対して予防ケアを立案し、実施・評価する。

図1 褥瘡の予防方法のアルゴリズム

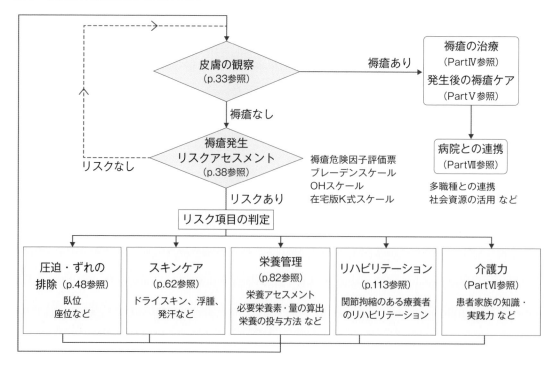

皮膚の観察

　毎日の観察では、皮膚の変化を見逃さないことが大切である。褥瘡は不可逆的な阻血性障害に陥った状態であり、褥瘡の発生初期には発赤が観察されることが多くある。そのため、「皮膚色の変化」に注意する。変化が見られた場合は、まずはそれが褥瘡か褥瘡ではないかを判断する必要がある。

1 褥瘡か否か

　褥瘡か褥瘡ではないかを判断するには、観察するポイントをおさえ、褥瘡と間違えやすい病態に注意する。図1に、褥瘡と間違えやすい病態例を示す。これらの病態は、必ずしも体に圧迫が加わる部位と一致せず、また広範囲で不整形な皮膚の変化を示す。

　皮膚に発赤やびらん、壊死組織があり、それが褥瘡か否かの判断が難しい場合は、医師や創傷の専門家に報告し、判断してもらう。

　次に、褥瘡の例を図2に示す。図1で確認したように、褥瘡と間違えやすい病態では、圧迫部位に一致しないのに対して、褥瘡は、体位や姿勢に圧迫される骨突出部に一致しており、限局した創傷となる。

　褥瘡と判断するには、創の部位と範囲が鑑別のポイントである。すなわち、創が、圧迫の加わる部位、もしくは骨突出部位に一致しているか、また全身に散在するのではなく、局所に限局しているかどうかを見る。

図1　褥瘡と間違えやすい病態例

失禁関連皮膚炎

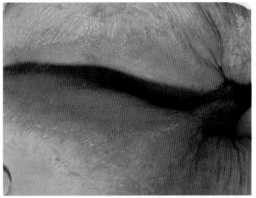

おむつ内部に生じた紅斑と膜様鱗屑。鏡検にてカンジダを検出した。いわゆる失禁関連皮膚炎（IAD：incontinence-associated dermatitis）である

袋秀平：IADとオムツ皮膚炎は同じ？違うもの？．Visual Dermatology 2018；17（2）：133．より転載

下痢便失禁による肛門周囲のびらん

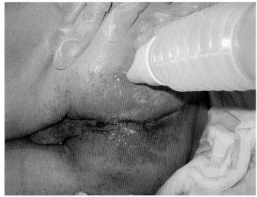

肛門部周囲の皮膚欠損程度が深い。肛門部は圧迫部位に一致しない

類天疱瘡の水疱

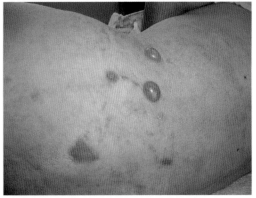

類天疱瘡の水疱は、身体の各部位に水疱が多発する

末梢動脈疾患による黒色壊死

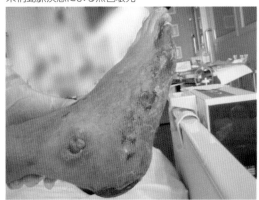

壊死が趾先・内果・踵に見られる。壊死部位がすべて圧迫部位に一致しない。末梢動脈疾患では、発赤・びらんから急速に壊死を認めることもある

図2　褥瘡の例

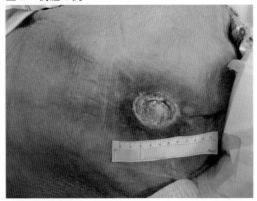

創が仙骨部に限局している

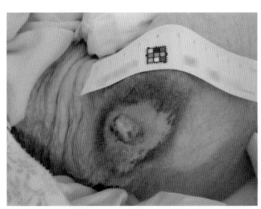

創が右腸骨部に限局している

② 観察部位

 褥瘡発生の危険性が高い在宅療養者では、皮膚の観察を毎日行うことが大切である。また、褥瘡が発生しやすい部位を重点的に観察することにより、初期段階で発見することができる。

 在宅療養者における観察部位は次に示す4つである。

> ①褥瘡発生の危険性が高い骨突出部位
> ②関節拘縮部位の皮膚密着部および足趾の関節部位
> ③褥瘡の既往部位
> ④装具・靴などの生活用具の装着や杖による圧迫部位

①褥瘡発生の危険性がある骨突出部位

 褥瘡発生の危険性が最も高いのが「骨突出部位」であり、骨突出の顕著な部位が褥瘡の好発部位となる。体位によって圧迫のかかる骨突出部位は異なる（図3）。

 在宅療養者が日常生活の中で多くとる体位・姿勢によって褥瘡好発部位は変化する。また、認知症がある場合は、本人からの訴えが不確かなこともある。そのため、全身の皮膚の観察を欠かさず、皮膚の変化を早期に発見することが大切である。

②関節拘縮部位の皮膚密着部および足趾の関節部位

 関節拘縮がある場合は、皮膚の密着部や足趾の関節の皮膚などに褥瘡が発生することがある。そのため、一般的な骨突出部位や褥瘡好発部位以外の皮膚も観察することが大切である。図4に注意すべき皮膚観察部位を示す。

図3　褥瘡の好発部位

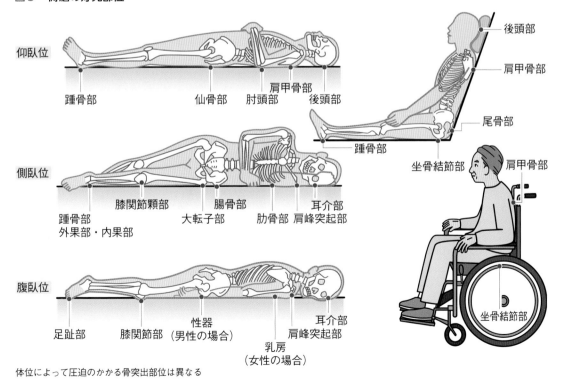

仰臥位　踵骨部　仙骨部　肘頭部　肩甲骨部　後頭部

後頭部　肩甲骨部　尾骨部　踵骨部　坐骨結節部　肩甲骨部

側臥位　踵骨部 外果部・内果部　膝関節顆部　大転子部　腸骨部　肋骨部　肩峰突起部　耳介部

坐骨結節部

腹臥位　足趾部　膝関節部　性器（男性の場合）　乳房（女性の場合）　肩峰突起部　耳介部

体位によって圧迫のかかる骨突出部位は異なる

図4　注意すべき皮膚観察部位

症例1

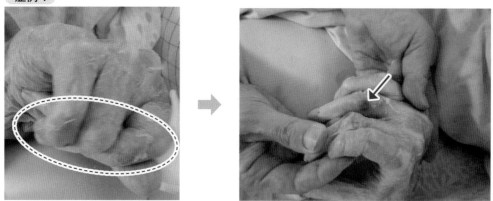

手指の関節に拘縮（〈------〉）がある例。皮膚が密着していた部位に褥瘡が発生した（➡）

症例2

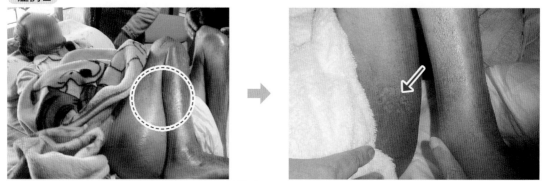

下肢に拘縮のある例。拘縮のため大腿と下腿が密着し（〈------〉）、アキレス腱部との接触部位に褥瘡が発生した（➡）

症例3

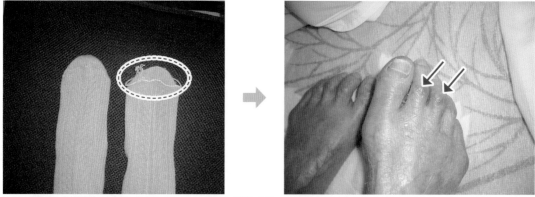

靴下の縫い目（〈------〉）が皮膚に接触することで、足趾の関節に褥瘡の発赤が生じた（➡）

③褥瘡の既往部位

　褥瘡の既往部位の観察も重要である。過去に深い褥瘡ができ治癒した皮膚は、周囲の皮膚とは色が異なり、白っぽくなる。これを「瘢痕」と呼ぶ。瘢痕部は、褥瘡が再発しやすいだけでなく、再発した場合は治癒しづらいため、こまめに観察する必要がある（図5）。

　また、褥瘡の既往部位は、療養者の褥瘡好発部位とも考えられるため、再発予防を心がける。

④装具・靴などの生活用具の装着や杖による圧迫部位

　装具・靴・杖などの生活用具の装着による圧迫部位も観察する。図6は、下肢装具を装着した療養者の例である。装具の圧迫により、左アキレス腱部と左腓骨部に褥瘡が発生した。義肢や装具、靴などの装着による圧迫も考えられるため、装着部や周囲の皮膚を注意して観察する。

図5　褥瘡の既往部位に再発した例

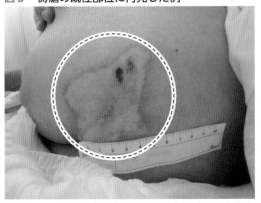

┌╌╌╌┐は瘢痕を示す。過去に深い褥瘡ができ治癒した皮膚は、周囲の皮膚と異なり、白っぽくなっている

図6　下肢装具の装着により発生した褥瘡

左アキレス腱部　　　　　　　　　　　　　　　　　　　　　　左腓骨部

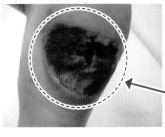
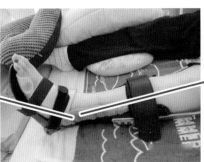
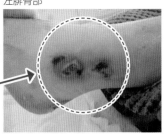

下肢装具の圧迫により、左アキレス腱部と左腓骨部に褥瘡が発生した

褥瘡の予測

Point

● 褥瘡発生のリスクを的確に予測・評価し、予防するために、リスクアセスメントツールを活用する

● リスクアセスメントツールは、在宅療養者の状態や家族の介護力などに応じて、適切なものを選択する

● 褥瘡の予測・評価が確実に実施できるように、誰がいつ行うのかをケアプランに組み込む

1　褥瘡のリスクアセスメントツール

　褥瘡ケアの基本は予防であるといわれる。そのためには、在宅療養者の個々の褥瘡発生の危険性（リスク）を的確に評価することが大切である。このためには「リスクアセスメント」が重要であり、客観的に褥瘡の発生を予測・評価するために、リスクアセスメントツールを用いる。

　米国創傷・オストミー・失禁看護専門協会（米国WOCN：Wound Ostomy and Continence Nurses Society）や欧州褥瘡諮問委員会（EPUAP: European Pressure Ulcer Advisory Panel）で

発行されているエビデンスに基づいた「褥瘡予防・治療ガイドライン（第4版）」では、予防の最初の勧告はリスクアセスメントとされている。WOCNでは、定期的リスクアセスメントと状態変化に応じて定期的に再評価を行う勧告をしている。

　褥瘡発生のリスクアセスメントには、いくつかのツールが開発されている（**表1**）。代表的なツールとして、米国で開発された「ブレーデンスケール」が知られている。また、日本人高

表1　在宅における主な褥瘡発生リスクアセスメントツール

褥瘡危険因子評価票	● 日常生活自立度を判定し、対象者のスクリーニングを行う ● 1つでも危険因子があれば、看護計画を立案・実施し、褥瘡予防・ケアに当たる
ブレーデンスケール	● 寝たきり状態にある療養者に用いる ● 褥瘡発生要因6項目を点数で評価し、褥瘡予防に向けた看護介入を計画・実施する
OHスケール	● 日本人高齢者向けに作成されたスケール ● 褥瘡発生の危険要因4項目を評価する ● 総合得点によるレベル判定から褥瘡発生率や治癒期間を検出できる
在宅版K式スケール	● 予測妥当性に優れたK式スケールに、介護力を評価する項目（栄養補給・介護知識）を加え作成されたスケール ● 褥瘡発生リスクに対して、介入方法や介入対象者（療養者・介護者）を明確にできる

齢者の褥瘡発生リスクを考慮して、わが国特有の評価項目である病的骨突出を含んだ「褥瘡危険因子評価票」や「OHスケール」が日本人高齢者を対象とした代表的なリスクアセスメントツールとして知られている。

さらに、在宅に特化した要因を検討している「在宅版K式スケール」も臨床で使用可能なツールとして挙げられる。

リスクアセスメントツールを用いることによって、観察視点を統一し、経時的に観察・評価することで、介入を必要とする対象者を同定することができる。褥瘡発生リスクの高い在宅療養者に対して早期から予防的介入を行うことが可能となる。

1）褥瘡危険因子評価票

褥瘡危険因子評価票は、厚生労働省から示されている「褥瘡対策に関する診療計画書」の別紙3に含まれた公的な評価票である。

まず、「障害高齢者の日常生活自立度」の判定基準を用いて、療養者の日常生活自立度を判定する。日常生活自立度（寝たきり度）が「B」と「C」、つまり自立度の低い療養者に対しては診療計画を作成し、定期的に観察・評価を続ける。

危険因子の評価は「基本的動作能力」、「病的骨突出」、「関節拘縮」、「栄養状態低下」、「皮膚湿潤」、「皮膚の脆弱性（浮腫）」、「皮膚の脆弱性（スキン-テアの保有・既往）」の7項目で構成され

ている。それぞれ1つでも「できない」あるいは「あり」の項目があった場合には、褥瘡予防・ケアを実施する。評価票とその概要を表2、表3に示す。

在宅での注意点

「褥瘡危険因子評価票」に示される各項目は、在宅療養者が「入院から在宅」あるいはその逆の場合のいずれにおいても共有すべき情報として重要である。そのため、この評価票は、在宅療養者ケアにおける共通言語としての認識をもって使用する必要がある。

「褥瘡危険因子評価票」は医療機関内での使用を想定して作成されたアセスメントツールであるため、「介護力」などの環境要因は評価されない。

在宅においては、①介護者（家族）の疲労、②介護力不足、③介護者（家族）の無関心などが褥瘡発生の二次的危険因子となるため、介護力などの評価も含め、褥瘡発生にかかわる要因を包括的にアセスメントしなければならない。

表2 褥瘡危険因子評価票（褥瘡対策に関する診療計画書［厚生労働省］）

	日常生活自立度　　　 J（1、2） A（1、2） B（1、2） C（1、2）			対処
危険因子の評価	・基本的動作能力（ベッド上　自力体位変換） 　　　　　　　　　（イス上　坐位姿勢の保持、除圧）	できる できる	できない できない	
	・病的骨突出	なし	あり	「あり」もしくは「できない」が1つ以上の場合、看護計画を立案し実施する
	・関節拘縮	なし	あり	
	・栄養状態低下	なし	あり	
	・皮膚湿潤（多汗、尿失禁、便失禁）	なし	あり	
	・皮膚の脆弱性（浮腫）	なし	あり	
	・皮膚の脆弱性（スキン-テアの保有、既往）	なし	あり	

表3 褥瘡危険因子評価票の概要

日常生活自立度		● 「障害老人の日常生活自立度（寝たきり度）判定基準」で日常生活の自立度を評価する ● 「寝たきり」ランク「B」「C」の対象者に対して危険因子を評価する
基本的動作能力	1）ベッド上　自力体位変換	● 自力で体の向きを変えることができる ● 得手体位や痛みのため同一体位を持続する場合は自力体位変換できないとする
	2）椅子上　座位姿勢の保持、除圧（車椅子での座位を含む）	● 座位姿勢の保持：姿勢が崩れたりせずに座ることができる ● 除圧：自分で座り心地をよくするために、姿勢を変えることができる
病的骨突出		● 仙骨部の場合、両臀部の高さと同じか、または突出している状態
関節拘縮		● 関節の屈曲可動制限がある
栄養状態低下		● 必要な栄養が供給されていない ● 血清アルブミン値3.5g/dL以下を目安 ● 体重減少や摂食量も重要な項目となる
皮膚湿潤（多汗、尿失禁、便失禁）		● 多汗（多量の汗をかく）、尿失禁（臀部皮膚が尿で濡れている）、便失禁（便が臀部皮膚についている）のうち、いずれか1つでも該当すれば、皮膚湿潤は「あり」と評価する
皮膚の脆弱性（浮腫）		● 褥瘡以外の部位で皮下組織内に組織間液が異常に貯まった状態
皮膚の脆弱性（スキン-テアの保有、既往）		● 皮膚が弱く、容易に傷つきやすい状態 ● 摩擦・ずれによって皮膚が裂けて生じる裂傷（スキン-テア）があるか、または既往がある

2）ブレーデンスケール

ブレーデンスケールは臨床でよく使われるリスクアセスメントツールである（**表4**）。初回訪問時に、療養者が日中のほとんどをベッドで過ごす場合（寝たきり状態）には、ブレーデンスケールによる評価を開始する。褥瘡発生要因の中で、日常的に観察可能な6項目を評価し、合計点から褥瘡予防介入の有無を判定する。

評価項目のうち、「知覚の認知」「湿潤」「活動性」「可動性」「栄養状態」の5項目は、1点（最も悪い）から4点（最もよい）で採点し、「摩擦とずれ」の1項目は1〜3点で採点する。計6〜23点で評価し、点数が低いほど褥瘡発生リスクが高いと判断する（**表5**）。

なお、在宅では、介護力が小さいため、スケールの合計点が17点以下であれば、得点が低い

項目内容に対して褥瘡予防のケアを実施する。また、療養者の状態に留意し、1週間に1回程度を目安に観察と評価を続ける。**表6**にブレーデンスケールの概要を示す。

在宅での注意点

ブレーデンスケールは、骨突出、浮腫の有無についての評価項目が含まれないことや、在宅療養者の状態によっては評価に迷う項目（脊髄損傷者の場合の「摩擦とずれ」、認知症在宅療養者の場合の「知覚認知」などは活動性や可動性の評価と連動しない）があるため注意が必要である。

表4　ブレーデンスケール

患者氏名：_____　評価者氏名：_____　評価年月日：_____

知覚の認知 圧迫による不快感に対して適切に反応できる能力	1.全く知覚なし 痛みに対する反応（うめく、避ける、つかむ等）なし。この反応は、意識レベルの低下や鎮静による。あるいは、体のおおよそ全体にわたり痛覚の障害がある。	2.重度の障害あり 痛みにのみ反応する。不快感を伝えるときには、うめくことや身の置き場なく動くことしかできない。あるいは、知覚障害があり、体の1/2以上にわたり痛みや不快感の感じ方が完全ではない。	3.軽度の障害あり 呼びかけに反応する。しかし、不快感や体位変換のニードを伝えることが、いつもできるとは限らない。あるいは、いくぶん知覚障害があり、四肢の1、2本において痛みや不快感の感じ方が完全ではない部位がある。	4.障害なし 呼びかけに反応する。知覚欠損はなく、痛みや不快感を訴えることができる。
湿潤 皮膚が湿潤にさらされる程度	1.常に湿っている 皮膚は汗や尿などのために、ほとんどいつも湿っている。患者を移動したり、体位変換するごとに湿気が認められる。	2.たいてい湿っている 皮膚はいつもではないが、しばしば湿っている。各勤務時間中に少なくとも1回は寝衣寝具を交換しなければならない。	3.時々湿っている 皮膚は時々湿っている。定期的な交換以外に、1日1回程度、寝衣寝具を追加して交換する必要がある。	4.めったに湿っていない 皮膚は通常乾燥している。定期的に寝衣寝具を交換すればよい。
活動性 行動の範囲	1.臥床 寝たきりの状態である。	2.座位可能 ほとんど、または全く歩けない。自力で体重を支えられなかったり、椅子や車椅子に座るときは、介助が必要であったりする。	3.時々歩行可能 介助の有無にかかわらず、日中時々歩くが、非常に短い距離に限られる。各勤務時間中にほとんどの時間を床上で過ごす。	4.歩行可能 起きている間は少なくとも1日2回は部屋の外を歩く。そして少なくとも2時間に1回は室内を歩く。
可動性 体位を変えたり整えたりできる能力	1.全く体動なし 介助なしでは、体幹または四肢を少しも動かさない。	2.非常に限られる 時々体幹または四肢を少し動かす。しかし、しばしば自力で動かしたり、または有効な（圧迫を除去するような）体動はしない。	3.やや限られる 少しの動きではあるが、しばしば自力で体幹または四肢を動かす。	4.自由に体動する 介助なしで頻回にかつ適切な（体位を変えるような）体動をする。
栄養状態 普段の食事摂取状況	1.不良 決して全量摂取しない。めったに出された食事の1/3以上を食べない。蛋白質・乳製品は1日2皿（カップ）分以下の摂取である。水分摂取が不足している。消化態栄養剤（半消化態、経腸栄養剤）の補充はない。あるいは、絶食であったり、透明な流動食（お茶、ジュース等）なら摂取したりする。または、末梢点滴を5日間以上続けている。	2.やや不良 めったに全量摂取しない。普段は出された食事の約1/2しか食べない。蛋白質・乳製品は1日3皿（カップ）分の摂取である。時々消化態栄養剤（半消化態、経腸栄養剤）を摂取することもある。あるいは、流動食や経管栄養を受けているが、その量は1日必要摂取量以下である。	3.良好 たいていは1日3回以上食事をし、1食につき半分以上は食べる。蛋白質・乳製品を1日4皿（カップ）分摂取する。時々食事を拒否することもあるが、勧められば通常補食する。あるいは、栄養的におおよそ整った経管栄養や高カロリー輸液を受けている。	4.非常に良好 毎食おおよそ食べる。通常は蛋白質・乳製品を1日4皿（カップ）分以上摂取する。時々間食（おやつ）を食べる。補食する必要はない。
摩擦とずれ	1.問題あり 移動のためには、中等度から最大限の介助を要する。シーツでこすれず体を動かすことは不可能である。しばしば床上や椅子の上でずり落ち、全面介助で何度も元の位置に戻すことが必要となる。痙攣、拘縮、振戦は持続的に摩擦を引き起こす。	2.潜在的に問題あり 弱々しく動く。または最小限の介助が必要である。移動時皮膚は、ある程度シーツや椅子、抑制帯、補助具等にこすれている可能性がある。たいがいの時間は、椅子や床上で比較的よい体位を保つことができる。	3.問題なし 自力で椅子や床上を動き、移動中十分に体を支える筋力を備えている。いつでも、椅子や床上でよい体位を保つことができる。	

Total _____

©Braden and Bergstrom. 1988　訳：真田弘美/大岡みち子

表5　ブレーデンスケールの採点方法

合計点数	褥瘡発生リスク
15～18点	軽度
12～14点	中等度
10～12点	重度
9点以下	非常に高い

- 計6点から23点で評価し、点数が低いほど褥瘡発生リスクが高いと判断される
- わが国の場合、病院14点、施設、在宅では17点が褥瘡発生の危険点である

表6　ブレーデンスケールの概要

知覚の認知	●圧迫に対して反応できるかをみる ●「意識レベル」と「皮膚の知覚」の得点が異なる場合は低いほうの得点を採点する
湿潤	●皮膚が湿潤にさらされる頻度をみる ●発汗やドレーン排液による浸潤を含み、寝衣・寝具にはおむつも含む
活動性	●行動範囲を示し、動くことにより血流の回復を図ることをみる ●現状の動くことができる範囲を判断する
可動性	●体位変換できる能力を示す ●看護師・介護者が体位変換を行うことは含まない
栄養状態	●1週間の食事摂取状態を評価する ●「経口栄養」と「経管（経腸）栄養または静脈栄養」などを併用し、得点が異なる場合は主となる経路の得点を採用する
摩擦とずれ	●ベッドからずれ落ちる頻度、必要な介助の量、シーツなどに擦れる頻度をみる

3）OHスケール

　OHスケールは、療養者の褥瘡発生危険要因を「自力体位変換」、「病的骨突出」、褥瘡部以外の部位の「浮腫」、「関節拘縮」の4項目について点数化し、合計点数に応じてリスクを評価するものである（**表7**）。

　なお、病的骨突出は、その程度を判定器（OKメジャー）で判断することも可能である（**図1**）。合計点が1～3点であれば「軽度」、4～6点は「中等度」、7～10点は「高度」としてリスクを評価する。

　OHスケールには、それぞれの危険要因に合わせたケア計画が示されている（**表8**）。具体的には、体位変換や頭側挙上・元に戻すときの圧力・ずれ力、体圧分散マットレスの選択の3項目に対する注意点が示されており、ケア実践の参考となる。

在宅での注意点

　OHスケールでは、病的骨突出の軽度・中等度・高度の判断が、判定器の使用の有無により異なってくる。また、関節拘縮の変化については「動きが悪くなる」という主観的な判断から評価するので、徐々に関節の動きが悪くなる場合には、その状態に慣れ、見落としがちになることもあるので注意が必要である。

　OHスケールでは、栄養に関する血液データ（血清アルブミン）の評価ができない場合や、体重測定が困難な場合は、摂食量の変化が重要な指標となるので、注意深く観察する。

表7　OHスケール

				点数
自力体位変換	できる 0点	どちらでもない 1.5点	できない 3点	点
病的骨突出 （判定器のOKメジャー使用時）	なし （凹み） 0点	軽度・中等度 （ベンチ） 1.5点	高度 （シーソー） 3点	点
浮腫（むくみ）	なし 0点		あり 3点	点
関節拘縮	なし 0点		あり 1点	点
			合計点	点

自力体位変換、病的骨突出、浮腫、関節拘縮について点数化し、合計点でリスクを評価する
1〜3点：軽度、4〜6点：中等度、7〜10点：高度

危険要因	定義	評価方法
自力体位 変換	自力で体の向きを変えること	●動ける場合（できる）　0点 ●どちらでもない　1.5点 ●まったく自力で動けない場合（できない）　3点 ●迷う場合は、高い得点にする
病的骨突出 （仙骨部）	仙骨部の場合、両臀部の高さと同じか、または突出している状態	判定器（OKメジャー）の中央を骨突出部に当て、判定器の脚の浮き具合で評価 ●なし（凹み）　0点 ●0〜2cm未満、軽度・中等度（ベンチ）　1.5点 ●2cm以上、高度（シーソー）　3点
浮腫 （むくみ）	褥瘡部以外の部位で皮下組織内に組織間液が異常にたまった状態	親指の腹でやさしく約5秒間押す ●浮腫なし　0点 ●指を離してもくぼんだ状態が続けば、浮腫あり　3点
関節拘縮	関節の屈曲可動制限があること	関節の動きが悪くなっている状態が1か所でもあれば ●あり　1点 ●なし　0点

図1　OKメジャーを用いた病的骨突出の測定方法

OKメジャー

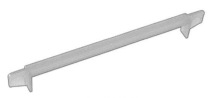

（画像提供：堀田予防医学研究所）

病的骨突出を測定するために、大浦武彦氏（褥瘡・創傷治癒研究所 所長）と堀田由浩氏（堀田予防医学研究所 所長）両名で開発された判定器

測定方法

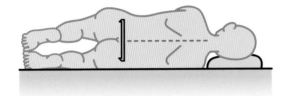

療養者の体位を少しうつぶせにした側臥位にし、仙骨部の最も突出している部位に判定器の中央を当てる。判定器は脊柱に対して直交するように置く

判定方法

病的骨突出			判定器による測定	
なし	凹み	0点	空間あり	OKメジャーの平らな面を皮膚に当てる。メジャーの中央部と皮膚との間に空間がある
軽度	ベンチ	1.5点	空間なし	OKメジャーの平らな面を皮膚に当てる。メジャーの中央部と皮膚との間に空間がない
中等度			空間あり	OKメジャーの両脚がある面を骨突出部の中央部に当てる。メジャーの両脚が皮膚につき、中央部と皮膚との間にわずかな空間がある
高度	シーソー	3点	片脚が浮く	OKメジャーの両脚がある面を骨突出部の中央部に当てる。メジャーの片脚が浮き、シーソー状になっている

骨突出なし（正常）・軽度の場合と、中等度・高度の場合では、OKメジャーの当てる面を逆転させることに注意する
堀田予防医学研究所：骨突出判定器OKメジャー. を参考に作成
https://tokozure.info/item/measure.html（2020/7/27アクセス）

表8　OHスケールの各危険要因に合わせたケア計画　ベッド上（仰臥位）

		体位変換	頭側挙上・元に戻すときの圧力・ずれ力	体圧分散マットレスの選択
自力体位変換	できる　0点	なし	―	特に必要なし
	どちらでもない1.5点	3～4時間ごと	ずれ力を解除する	除圧性もあるが、高反発タイプエアーマットは避ける
	できない3点	●2時間ごと ●いろいろな角度の側臥位	●常時注意する ●人力による挙上が望ましい	高機能タイプポジショニング
病的骨突出	軽・中等度1.5点	3～4時間ごと	注意する	ある程度の沈み込みによる圧の再分配能が必要
	高度　3点	●側臥位の角度に注意 ●45度くらい必要なことが多い ●時に完全側臥位（高機能タイプのマットレス使用が条件）	●常時注意する ●人力による挙上とする ●圧力・ずれ力・体位変換の角度を測定し、厳密に調整する	●自力体位変換マットレス（オスカー®）は必ずポジショニングクッションと併用して使用する ●高機能タイプ ●体圧分散性を重視 ●ポジショニングクッションの活用
浮腫	あり　3点	●下肢挙上保持 ●軟らかいクッションで広く支える	●下肢挙上 ●頭側挙上は30度以上しない	●高機能タイプ ●補助用具に注意を払う
関節拘縮	あり　1点	●軟らかいクッションを使用する ●部位、程度に合わせたいろいろなサイズが必要 ●踵、外果を特に注意する ●怖がらせない ●力まかせな体位変換をしない	●拘縮部位とその周辺の骨突出部に圧・ずれ力が加わるので注意する ●特に踵、外果、膝、坐骨部に注意	●ポジショニングクッションの活用 ●クッションに体重を載せてゆく

病的骨突出なし 0点、浮腫なし 0点、関節拘縮なし 0点

大浦武彦，堀田由浩：OHスケールによる褥瘡予防・治療・ケア．中央法規，東京，2013：47．より一部改変して転載

4）在宅版K式スケール

　在宅版K式スケールは、予測妥当性に優れたK式スケールに、介護力を評価する「栄養補給」「介護知識」の2項目を加えて開発されたスケールである（図2）。褥瘡予防に特化し、在宅褥瘡発生リスクアセスメントスケールとして、訪問看護ステーションでの活用のために作成された。このスケールの特徴は、褥瘡発生の危険要因が療養者側の個体要因に起因するものなのか、それともその介護者に起因するものなのかなど、介入方法や介入対象を明確にできることである（表9）。

　初回訪問時に、療養者が「日中（促さなければ）臥床・自力歩行不可」の状態であれば、このスケールの使用を開始する。スケールの使用方法はK式スケールに準じており、まず、「前段階要因」の4項目について評価する。各項目に該当すれば「YES」とし、それぞれ1点となる。前段階要因が1点以上あれば、次に「引き金要因」の4項目を評価する。前段階要因に引き金要因が1点以上加わった場合、褥瘡発生の危険が高いと判定する。

　在宅療養者において、前段階要因は大きく変わらないと推測されるため、前段階要因のアセスメントは月に1回実施し、引き金要因のみのアセスメントは週1回行うとよい。

図2　在宅版K式スケール

前段階要因	YES 1点	日中（促さなければ）臥床・自力歩行不可		前段階スコア 点

[ ] 自力体位変換不可	[ ] 骨突出	[ ] 栄養状態悪い	[ ] 介護知識がない
・自力で体位変換できない ・体位変換の意思を伝えられない ・得手体位がある	・仙骨部体圧40mmHg®以上 ・測定できない場合は 　骨突出（仙骨・尾骨・坐骨結節・ 　大転子・腸骨稜）である 　上肢・下肢の拘縮、円背である	・まず測定Alb3.0g/dL↓ or 　TP6.0g/dL↓ 　Alb、TPが測定できない場合は腸 　骨突出40mm以下 ・上記が測定できないときは 　浮腫・貧血 　自分で食事を摂取しない 　必要カロリーを摂取していない 　（摂取経路は問わない）	・褥瘡予防のポイント①除圧・減圧 　②栄養改善③皮膚の清潔保持の3 　点について述べることができない

引き金要因　YES 1点　　　　　　　　　　　　　　　　　　　　　　　　　引き金スコア　点

体圧	[ ] 体位変換ケア不十分（血圧の低下80mmHg未満、抑制、痛みの増強、安静指示などの開始）
湿潤	[ ] 下痢便失禁の開始、尿道バルン抜去後の尿失禁の開始、発熱38.0度以上などによる発汗（多汗）の開始
ずれ	[ ] ギャッチアップ座位などのADL拡大による摩擦とずれの増加の開始
栄養	[ ] 1日3食を提供できない。食事のバランスに偏りがあるが、おやつや栄養補助食品などを提供できない

基礎疾患名

治療内容（健康障害の段階）

急性期・術後回復期・リハビリ期・終末期・高齢者

身長　　　　cm、体重　　　　kg、年齢　　　　性別　　男　　女

実際		褥瘡　有　無	
発生日		部位	深度
発生日		部位	深度
コメント			
使用体圧分散寝具名			

※測定用具をパームQ®とした場合は50mmHg

表9　在宅版K式スケールの概要

前段階要因	対象が普段からもっている要因のこと
自力体位変換不可	自力で体位を変換できない、体位変換の意思を伝えられない、得手体位があるかをみる
骨突出	●仙骨部の体圧を測定し50mmHg以上あるかでみる（パームQを使用した場合） ●体圧が測定できない場合は、骨突出（仙骨・尾骨・坐骨結節・大転子・腸骨稜）、上肢・下肢の関節拘縮、円背の有無でみる
栄養状態悪い	●Alb3.0 g/dL、あるいはTP 6.0 g/dL未満かでみる ●Alb、またはTPを測定できないときは、腸骨突出度を測定し40mm以下かをみる ●いずれも測定できない場合は、浮腫、貧血、自分で食事を摂取しない、必要カロリーを摂取していないに該当するかでみる
介護知識がない	褥瘡予防のポイント①除圧・減圧、②栄養改善、③皮膚の清潔保持の3点について述べることができるかでみる
引き金要因	前回採点したときから（1週間以内に）変化が生じていた（加わった）項目のこと
体圧	どのような理由であろうとも、体位変換ケアが不十分になったかをみる
湿潤	下痢便失禁の開始、膀胱留置カテーテル抜去時の尿失禁の開始、発熱38.0度以上などによる発汗（多汗）のいずれかが該当するかをみる
ずれ	頭側挙上などのADL拡大による摩擦とずれの増加があったかをみる
栄養	1日3食を提供できない、あるいは食事のバランスに偏りがあるがおやつや栄養補助食品などを提供できないかが該当するかをみる

前段階要因の「介護知識がない」の評価は、同居の家族に実施する。また、①除圧・減圧、②栄養改善、③皮膚の清潔保持の3点についてすべて述べられなくてはならない。1つでも述べられない場合は「知識がない」と判定する。

在宅版K式スケールは、介護者を同居の家族と設定して開発されたスケールであるため、独居の場合や同居以外の介護者の回答でも信頼性があるかは未検討である。

項目評価を介護者参加型で実施することで、介護者への褥瘡ケアに関する教育に活用できる。

基礎疾患や健康障害の段階、体重など、在宅療養者の基本的情報を評価ごとに確認し意識することで、状況・状態に応じたケア提供内容の検討を行う。

2 在宅におけるリスクアセスメントの特徴

在宅におけるリスクアセスメントでは、介護力や在宅療養サービスの利用状況など、家族的背景や社会的背景に関する評価も含めた包括的なアセスメントが必要である。また、複数の事業所や多職種がケアにかかわるため、リスクアセスメントを、「誰が」「いつ」実施するのかを、ケアマネジャーはケアプランに入れておく必要がある。

リスクアセスメントは、原則として看護師または医師が週1回程度実施することを基本とし、介護従事者や家族へ教育・指導する。また、状態が変化したときには、そのつど行うようにする。

これまで比較的元気に過ごしていた人が、転倒・骨折など、なんらかの状況で健康面に変化が生じた直後の段階は、病的骨突出、関節拘縮、浮腫は現れていない場合があり、リスクがないと評価される可能性がある。また、日常生活自立度の判定が「B」「C」であったとしても、慢性疾患で状況が長期化することによって徐々に要因レベルが中等度、高度へ変化する場合もある。そのため、評価した時点で評価項目に該当するものがなかったとしても、状態の変化に伴って褥瘡が発生する可能性があることに留意しなくてはならないことを家族に指導する。

在宅で重要となる介護力、在宅療養サービスの利用状況など、家族的背景や社会的背景に関する項目が入っていないツールでは、同じ危険因子を持つ在宅療養者でも介護力の程度によって褥瘡発生率が異なる。リスク因子が少なくても、介護力の低い環境では注意が必要である。

参考文献
1. Bergstrom N, et al：Using a research-based assessment scale in clinical practice. Nurs Clin North Am 1995；30：539-551.
2. 真田弘美, 金川克子, 稲垣美智子, 他：日本語版 Braden Scaleの信頼性と妥当性の検討. 金沢大医療技短大紀要 1991；15：101-105.
3. 村山志津子, 大江真琴, 真田弘美, 他：褥瘡発生に関連する介護力評価スケールの作成と信頼性の検討. 褥瘡会誌 2004；6（4）：647-651.

外力（圧迫・ずれ）の排除

1 臥位

1）体圧分散用具（マットレス）

　療養者が自力で体位変換できない場合は、体圧分散用具を使用し、長時間、同一部位にかかる外力を減少させることが必要である。体圧分散用具には、「沈める」機能と「包む」機能があり、これが体圧分散と関係する（**図1**）。

　「沈める」機能とは、集中してかかる圧を減少させるために、骨突出部を体圧分散用具に沈める機能であり、「包む」機能とは、骨突出部などの凹凸に応じて体圧分散用具が変形する機能である。いずれも体と体圧分散用具の接触面積を広くさせる機能といえる。

　体圧分散用具の上で体を動かすためには、適度な反発力が必要である。体圧分散用具が硬すぎると、体圧分散能が低くなり、褥瘡の発生リスクを高めてしまう。一方、やわらかすぎると、体が沈みこみすぎて動きづらくなる（**図2**）。体圧分散用具に対して、体がどのように沈み、包まれているかを観察することが重要である。

　体圧分散用具は療養者の身体状況に合わせて選択することが大切である（**図3**）。体圧分散用具の選択では、まず、自力で体位変換ができるかどうかを考慮する。自力体位変換能力がない場合には、体圧分散能を重視し、自力体位変

図1　体圧分散用具の機能

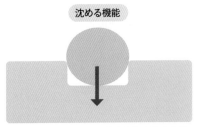

沈める機能

圧を減少させるために、骨突出部を体圧分散用具に沈める機能

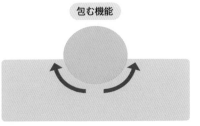

包む機能

骨突出部などの凹凸に応じて体圧分散用具が変形する機能

図2　やわらかすぎる体圧分散用具

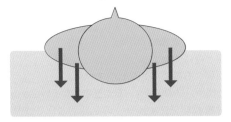

体圧分散用具がやわらかすぎると、体が沈み込み動きづらくなる

換能力がある場合には、動きやすさを考慮する。そのうえで、骨突出、関節拘縮の有無を確認し、骨突出がある場合には、当該部位の保護にすぐれたものを選択し、骨突出がない場合には、動かす際の安定性を考慮する。

また、体圧分散用具の効果や特徴はどれも同じではない。ウレタンフォーム素材では、年月が経つと劣化し、機能が低下する。体圧分散用具の種類とそれぞれの長所と短所を表1にまとめた。

体圧分散用具は、在宅では1日1回をめどに、正常に作動しているかどうか確認する。また、適切な圧管理を行うことが大切である。体圧測定は、携帯型接触圧力測定器（図4）を用いて

行い、体圧50mmHg以下が目標となる。

在宅では、携帯型接触圧力測定器を入手することが困難な場合も多いため、専用の測定器を用いなくても接触圧を確認する方法を紹介する。それが、「底づき」の有無の確認である。底づきとは、体圧分散用具を用いても、体が床面などの硬い面に接してしまい、効果的に体圧分散が行われていない状態をいう。

底づきの確認方法と対処方法を図5に示す。手掌を上にして、体圧分散用具の下に差し込む。手を差し込むのは、骨突出部の真下である。中指か示指を曲げ、指が骨突出部に触れる程度で、接触圧を確認する。曲げる余裕がなく、すぐに骨突出部に触れるようであれば、底づき状態となるため、必要な対応をとる。

2）体位変換

自力体位変換ができない場合は、長時間同じ体位が続かないように、療養者の状態に応じた体位変換を定期的に行う必要がある。体圧分散用具を使用していても、体位変換は必要である。

ただし、体位変換は必ずしも2時間おきに行う必要はない。夜間の睡眠は、療養者と介護者

図3　体圧分散用具の選択方法

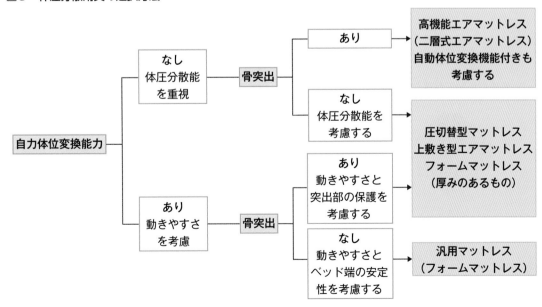

表1 体圧分散用具の種類

分類	長所	短所
エア	● マット内圧調整により個々に応じた体圧調整ができる ● セル構造が多層になっている体圧分散用具は低圧保持できる（現在二層と三層がある）	● 自力体位変換時に必要な支持力、つまり安定感が得にくい ● 鋭利なものでパンクしやすい ● 付属ポンプのモーター音が騒音になる場合がある ● 付属ポンプフィルターの定期的な保守点検が必要である ● 付属ポンプ稼働に動力を要する ● 圧切替型の場合、不快感を与える場合がある
ウオーター	● 水の量により、個々に応じた体圧調整ができる ● 頭側挙上時のずれが少ない	● 患者の体温維持のために、水温管理が必要である ● 水が時間とともに蒸発する ● マットレスが重く、移動に労力を要する ● 水の浮遊感のため、不快感を与える場合がある
ウレタンフォーム	● 低反発のものほど圧分散効果がある ● 反発力の異なるウレタンフォームを組み合わせることで圧分散と自力体位変換に必要な支持力、つまり安定感を得ることができる ● 動力を要しない	● 個々に応じた体圧調整はできない ● 低反発ウレタンフォーム上に体が沈みこみすぎ、自力体位変換に支障をきたす場合がある。特に、可動性が低下している療養者には注意が必要である ● 水に弱い ● 年月が経つとへたりが起こり、圧分散力が低下する
ゲルまたはゴム	● 動力を要しない ● 表面を拭くことができ、清潔保持できる	● 十分な体圧分散効果を得るには厚みが必要であるが、それに伴って重量が増す ● 体圧分散用具の表面温度が低いため、体熱を奪う
ハイブリッド	● 2種類以上の素材の長所を組み合わることができる ● エアとウレタンフォームの組み合わせがある	● 体圧分散効果を評価するための十分なデータが不足している

図4 携帯型接触圧力測定器の例

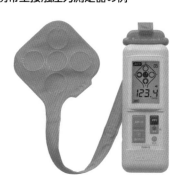

パームQ® （株式会社ケープ）

の双方にとって重要である。体圧管理は、褥瘡の状態を評価しながら、療養者に応じた時間間隔で行う。

体位を整えた後は、圧迫部位を確認し、圧抜きを行う。具体的には、圧がかかる部位に手を挿入し、外力（圧とずれ）を抜く（図6）。これによって換気の効果も加わり、皮膚の湿潤を低下させることができる。手を挿入する場合は、"滑りやすい素材の手袋"を使用する（図7）。

図5　底づきの確認方法と対処方法

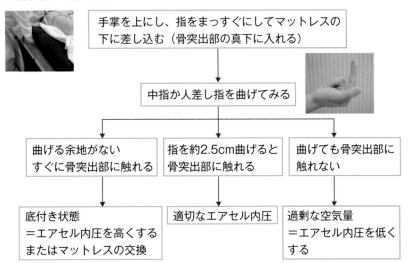

手掌を上にし、指をまっすぐにしてマットレスの下に差し込む（骨突出部の真下に入れる）

↓

中指か人差し指を曲げてみる

┌──────────────┬──────────────┬──────────────┐

曲げる余地がない　　　指を約2.5cm曲げると　　曲げても骨突出部に
すぐに骨突出部に触れる　骨突出部に触れる　　　触れない

↓　　　　　　　　　↓　　　　　　　　　↓

底付き状態　　　　　　適切なエアセル内圧　　過剰な空気量
＝エアセル内圧を高くする　　　　　　　　　　＝エアセル内圧を低く
またはマットレスの交換　　　　　　　　　　　する

西澤知江，酒井梢，須釜淳子：ベッドサイドで何を観る．真田弘美，須釜淳子編，改訂版実践に基づく最新褥瘡看護技術，照林社，東京，2009：62．より引用

図6　外力（圧とずれ）を抜く方法

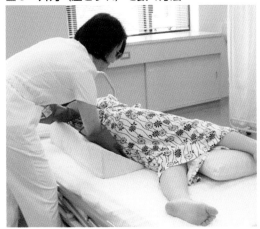

圧がかかる部位に手を挿入し、圧とずれを抜く

図7　滑りやすい素材の手袋

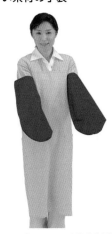

マルチグローブ（パラマウントベッド株式会社）

3）身体支持（サポート）の考え方と方法

体位変換は、体位を変えることによって、圧迫を受ける部位を移動させる方法であり、圧移動といえる。このときに重要なのが「身体支持（サポート）＝体を支える」という考え方である。

サポートを適切に行うためには、ホールド（hold）、アシスト（assist）、ストップ（stop）の3つの要素が必要になる（**表2**）。サポートを行う際は、体の重み（重量）を考慮することが大切である。さらに、クッションなどで体圧分散を図るときは、荷重を別の場所に移動させる必要がある。

表2　サポートの3要素

ホールド（hold）する	アシスト（assist）する	ストップ（stop）する
体の重みを多方面から支えること	保持しながら動きを出させる、動きやすくすること	前方へ滑る力を止めること。滑りを止め、固定すること

● 直接的サポートと間接的サポート

　身体サポートには、直接身体に接する「直接的サポート」と、直接身体に接しない「間接的サポート」の方法がある。直接的サポートとは、クッションなどを直接身体に当てて支持することであり、間接的サポートとはクッションなどの支持体を直接身体に当てずに、間接的に当て

てサポートするものである（図8）。

　間接的サポートは、具体的には褥瘡予防マットレスを使用して仰臥位で臥床している患者を軽度体位変換したいときに、体圧分散用具の下にクッションなどを置いて体を支持する方法などのことである。

図8　直接的サポートと間接的サポートの違い

身体サポート
身体のサポートとは、姿勢全体や身体各部（重量や荷重）をマットレスやクッションなどによってつくられる身体支持面で受けることにより、姿勢アライメントの設定や調整、動きや活動の支援を行うこと

直接的サポート
クッションやピロー等を身体に直接的にあてがうことで身体をサポートし、体位変換および保持、身体各部のアライメントを整え姿勢を調整すること

間接的サポート
マットレスの下からクッションやピローなどを差し込むことで、直接身体に触れずに間接的に体位変換および保持、身体各部の姿勢を調整すること

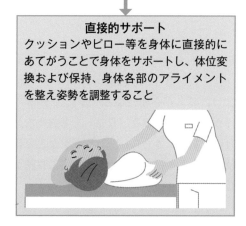

北出貴則：直接的サポート間接的サポート．田中マキ子，北出貴則，永吉恭子編，トータルケアをめざす褥瘡予防のためのポジショニング，照林社，東京，2018：30．より引用

●スモール・シフト

「間接的サポート」をしながら圧を移動させる方法の１つに、"スモール・シフト"がある。スモール・シフトには、四肢の位置を変える、背部にクッションを挿入する、体の一部（上肢や下肢）を置き直すなど、いくつかの方法がある。また、小さなクッションや枕をマットレスの下に順番に挿入したり、抜いたりすることを適宜繰り返すことにより、圧移動を行う方法もある（図9）。

こうしたスモール・シフトを取り入れることで、拘縮予防など、療養者にとって効果的なだけでなく、介護者の介護負担も軽減することができる。

図9　スモール・シフト

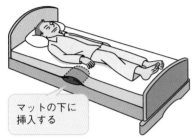

マットの下に
挿入する

マットレスの下に挿入した小さなクッションや枕により、体が傾斜し、圧を受ける部位が変化する

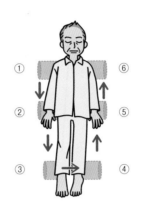

クッションや枕を移動させる順番は、①右肩→②右腰→③右踵→④左踵→⑤左腰→⑥左肩である

4）頭側挙上

頭側挙上は、頸部全体をやや前方に突出させ、腹部への圧迫がない姿勢にすることで、横隔膜が下がり、呼吸しやすくなる。ただし、角度を上げすぎると、臀部圧を高めてしまうため、挙上角度は30°までとする。頭側挙上では、呼吸しやすく、飲み込みを阻害せず、褥瘡にもなりづらい体位をめざす（図10）。

図10　頭側挙上の体位

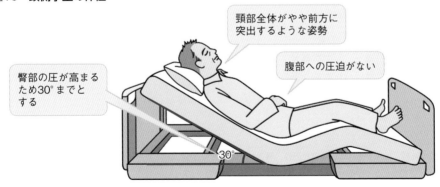

頸部全体がやや前方に突出するような姿勢

腹部への圧迫がない

臀部の圧が高まるため30°までとする

30°

また、スムーズな嚥下をサポートするためには、体に対して頭部がまっすぐ保持され、肩が上がったり、下がったりしないよう支えることが必要である（図11）。首のねじれや後屈は、スムーズな嚥下を妨げる。腕が引っ張られるような体位も、嚥下筋群（図12）への刺激によ

り飲み込みづらくなる。

さらに、やせが著明で臀筋がない療養者の場合は、30°側臥位にはしない。なぜなら、30°側臥位にすると、腸骨部と仙骨部の2か所に部分圧迫を生じさせてしまうためである（図13）。

図11　嚥下をサポートする体位

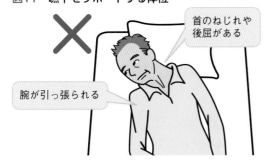
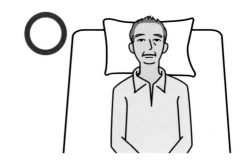

図12　嚥下筋群

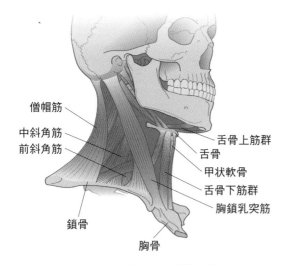

嚥下筋ともいわれる舌骨上筋群、舌骨下筋群は、鎖骨や胸骨、肩甲骨に付着する。頭部や体幹、上肢との位置関係に影響を受け、嚥下のしやすさにも関係する

**図13　30°側臥位にしたときに圧迫がかかる部位
（やせが著明な場合）**

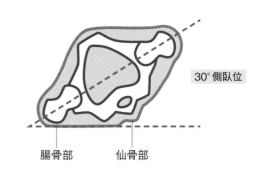

●スライディングシート

スライディングシートは、摩擦やずれを軽減するための布である。形状は、輪状、シーツ状、布団状のものがある。療養者を持ち上げず、わずかな力で移動させることができる。療養者自身で使用することもでき、ベッド柵などを支えにすれば、簡単かつ安全に、ベッド上の自由な動きをサポートする。

スライディングシートを使用する際、介護者は背中を伸ばして移動させる。また、水平に移動させる必要がある（図14）。

また、スライディングシートは、敷いたままにせず、そのつど使用するようにする。敷いたままにしていると、蒸れや姿勢の崩れを引き起こす原因となる。

図14　スライディングシートを使用した移動方法

左右の移動　　　　　　　　　　頭側への移動

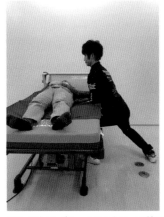 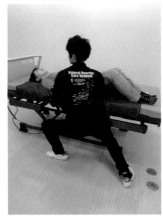 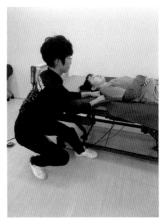

スライディングシートとともに、下肢の体重移動を活用し、左右、頭側、尾側へ動かす
写真提供：下元佳子（一般社団法人ナチュラルハートフルケアネットワーク）

2　座位

1）体圧分散

車椅子を長時間使用する場合は、15分ごとに臀部を浮かすなど、姿勢変換し、圧の軽減を図ることが重要である。難しい場合は、前傾姿勢をとる。自分で姿勢を変えられないなど、こまめな変換が行えない場合には、1時間ごとに座り直しを行うなど、姿勢を取り直すことが必要である。

座位保持が安定しない、また座位時間が長い場合は、座面クッションが必須である。座面クッションは、厚さ5cm以上が望ましく、膝側が少し高くなる形状を選択する（図15）。他に、減圧性能、姿勢保持性能、メンテナンス性も考慮する。また、車椅子のサイズ選択も重要で、療養者の体型に合ったサイズを選ぶ。

図15　座面クッションの例

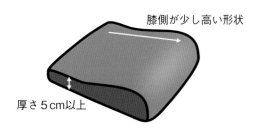

膝側が少し高い形状

厚さ5cm以上

2）座位姿勢の保持

　姿勢が崩れることで、部分圧迫が生じる。座位姿勢では、体軸のねじれを調整し、座圧を低減するために、可能な限り"90°ルール"の姿勢をめざす。90°ルールとは、股関節、膝関節、足関節が、それぞれ90°になる姿勢をいう（図16）。

　骨盤の傾きが座位姿勢の崩れと部分圧迫に影響するため、座位姿勢の評価を行う（図17）。まず、両肩と両腰を目視し、平行であれば、次に着座位置を観察する。円背がある場合は、浅く座るほうがよいが、通常は深く座り、骨盤が立つように座れているかを見る。その姿勢は、横から見ると、"90°ルール"の姿勢となる。

　座位姿勢をとったときに、仙腸関節が安定せず、骨盤が広がった状態だと不安定な姿勢になってしまう。姿勢が崩れず、安定した姿勢を保持するために、姿勢の調整を行う。

　崩れない座位姿勢は、仙腸関節が開かない、つまり骨盤が広がらない姿勢である。同時に、前方へ滑らないよう、膝側を少し高くすると座位姿勢は安定する。図18のように、背部や大腿後面にクッションを入れることで姿勢を支えることができる。この方法は、ベッド上端坐位や体の大きさに合わない車椅子に座るときにも有効である。

　座位姿勢を安定させるためにクッションなどを用いる際、ビーズや空気の入った円座は、臀部にかかる圧力を高め、血流を阻害させるため使用しない。適切なクッションは、頭部や体幹などの重さを受けられるような、広い支持面とある程度の厚さが必要である。底づきを起こさず、骨盤が沈み、骨盤全体を包み込むことが大切である（図19）。

図16　90°ルールの姿勢

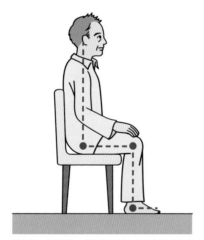

股関節、膝関節、足関節がそれぞれ90°になる姿勢をいう

図17　座位姿勢の評価

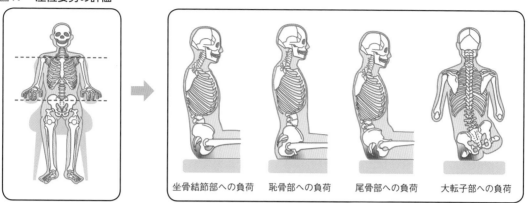

両肩と両腰を目視し、平行で
あれば、着座位置を観察する

坐骨結節部への負荷　　恥骨部への負荷　　尾骨部への負荷　　大転子部への負荷

骨盤の傾きに注目する。中間位では坐骨結節部、前傾すると恥骨部、後傾すると尾骨部への負荷が高まる。また左右に側屈すると、大転子部や坐骨結節部への負荷が高まる。姿勢の対称性や骨盤の傾斜を評価し、姿勢を整える

日本褥瘡学会編：褥瘡ガイドブック（第2版）．照林社，東京，2015：190．を参考に作成

図18　座位姿勢の調整

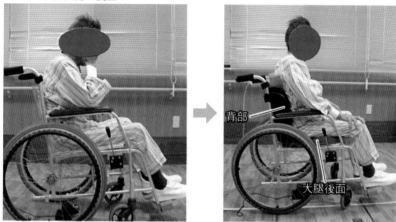

背部

大腿後面

背部や大腿後面にクッションを入れて姿勢を安定させる

図19　クッションと骨盤の関係

適切なクッションの例

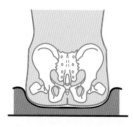

広い支持面とある程度の厚みがあり、
骨盤全体を包み込むような形状

✕ ──不適切なクッションの例──

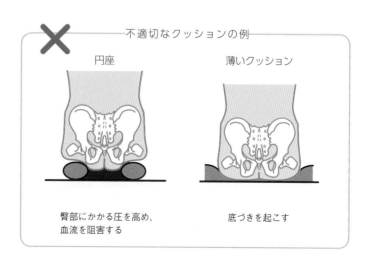

円座

薄いクッション

臀部にかかる圧を高め、
血流を阻害する

底づきを起こす

3）車椅子の選択

　座位姿勢を安定させるためには、適切な車椅子の選択が必須であり、専門職と相談して判断することが重要である。

　車椅子にはいくつか種類があるが、療養者がとれる座位姿勢によって、標準型、チルト型、リクライニング型から選択する（**図20**）。

　股関節の屈曲可動域が制限されており、十分な座位が取りにくい場合には、背もたれの傾きを調整できるリクライニング型を選択する。体幹を長時間、起こしておくことが困難な場合には、リクライニング型か、背もたれに加え座面の傾きを調整できるチルト型を選択する。チルト型は、座面の傾斜角度によって前方への滑りを軽減させることができるため、選択されるケースが増えてきている。

　生活様式として、食事をテーブルでとるなど、台の下に車椅子を入りこませる必要がある場合には、アームサポートの形状をデスク型にするとよい。

　体型との関係においては、座面の幅と奥行きが重要である。体型に合った車椅子の選び方のポイントを**図21**に示す。

　身体機能が変化した場合には、車椅子の交換が必要になるため、車椅子上での姿勢の崩れ方などをモニタリングすることが大切である。

図20　車椅子の種類

標準型

リクライニング・チルト型

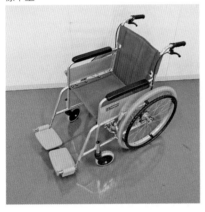
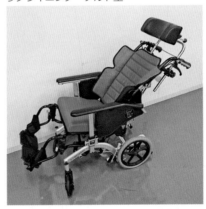

リクライニング型は背もたれの傾きを調整でき、チルト型は背もたれと座面、両方の傾きを調整できる。リクライニング・チルト型はそれらの機構を合わせもつものである

図21　車椅子のサイズを決めるポイント

座面の幅
・大転子の外側に介助者の手を入り込ませられるように左右数cmの隙間をつくる
・小柄な療養者の場合は、骨盤の両サイドからクッションなどでサポートし、側方への傾きを防ぐ

座面の奥行き
・背もたれに背部（腰部）が接したときに、膝部分が少し前方に出るくらいの長さにする
・奥行きが深すぎると、骨盤が後傾し、尾骨部や仙骨部に負荷がかかるため、クッションなどでサポートする

背もたれの高さ
・肩甲骨の下部あたりまでをめやすとし、体幹や頭部の安定性に応じて調整する

アームサポートの高さ
・前腕を乗せたときに、腕全体が少し持ち上がる程度に調整する

座面の高さ（前座高）
・下腿の長さに合わせるが、少し高めにすることで立ち上がりやすくなる
・使用するクッションの厚みも考慮する

フットサポートの高さ
・下腿の長さに合わせて調整する
・位置が高いと、膝が持ち上げられ、大腿部が浮くため注意する

3 体位変換時の皮膚の保護

　体位変換によって移動させる際は、皮膚保護の観点から摩擦やずれに関する注意を怠ってはならない。例えば、"滑りやすい素材の手袋"を利用することで、持ち上げずに移動させることができる（図22）。

　スライディングシート、スライディングボードを利用し、臀部を滑らせるように移動させる方法もある（図23）。

　また、クッションを使用してポジショニングする際にも注意が必要である。クッションの挿入により接触面には摩擦やずれが発生するため、圧抜き（圧・ずれ調整）を行う（p.51図6参照）。クッションとのフィット感は、緊張を軽減し安楽を増し、療養者の安心につながる。なお、圧抜きの際は"滑りやすい素材の手袋"を利用するとよい。

図22　滑りやすい素材の手袋を利用した移動

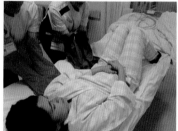
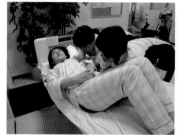

滑りやすい素材の手袋を装着し、背部と臀部に挿入　　手袋の滑りを利用し、持ち上げることなく移動

日本創傷・オストミー・失禁管理学会編：ベストプラクティス スキン-テア（皮膚裂傷）の予防と管理. 照林社, 2015：23. より引用

図23　スライディングボードを利用した移動

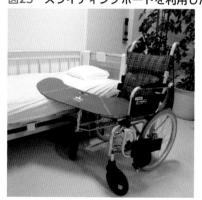
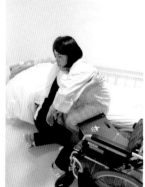
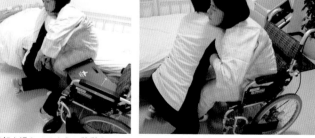

ベッドと車椅子の間にスライディングボードを設置　　臀部を滑らせるように移動させる。このとき、姿勢が崩れないように支える

日本創傷・オストミー・失禁管理学会編：ベストプラクティス スキン-テア（皮膚裂傷）の予防と管理. 照林社, 2015：23. より引用

4 リフトの利用

車椅子からベッド、トイレなどへの移乗を行う際に、無理に持ち上げてしまうと、介助者の体への負担が大きい。同時に褥瘡部位を引っ張ってしまうと、創の悪化につながるため、療養者にとっても負担が大きくなる。下肢の十分な支持力がない場合には、リフトを用いることも有効である。

リフトには、天井に固定する天井固定型、フレームを組んで据え付ける据置型、キャスターがついており、移動させることも可能な床走行型（図24）などがある。リフトで吊り上げるときには、吊り具（スリング）を使用する。吊り具には、下肢が左右に分離しているタイプ、全体が1つのシートになっているタイプ、ベルトのみのタイプがある。トイレ用として、吊り上げた状態のままズボンを着脱することが可能なタイプがある。

臥位から車椅子に移乗する際のリフトの装着方法を図25に示す。

まず、療養者の脊柱にスリングの中央部分を合わせる。この際、側臥位になり、背部を浮かすことで位置を合わせやすくなる。その後、仰臥位となり、左右からスリングを引き出し、体の下にスリングを敷く。上下の位置も極力合わせるようにするが、少し体を吊り上げた後で微調整をすることも可能である。スリングの脚部を左右の大腿の後面に通し、交差させ、リフターのハンガーに取り付ける。体幹部分のスリングもハンガーに取り付けた後、徐々に引き上げるようにする。スリングが体に強く食い込まないように、肩や大腿部などの接触面の圧迫を取り除くようにする。

移乗した後、スリングを外す際は力任せに引き抜くのではなく、左右に体を動かし臀部を少し浮かしたうえで、スリングを引き抜くようにする。

図24 床走行型リフト

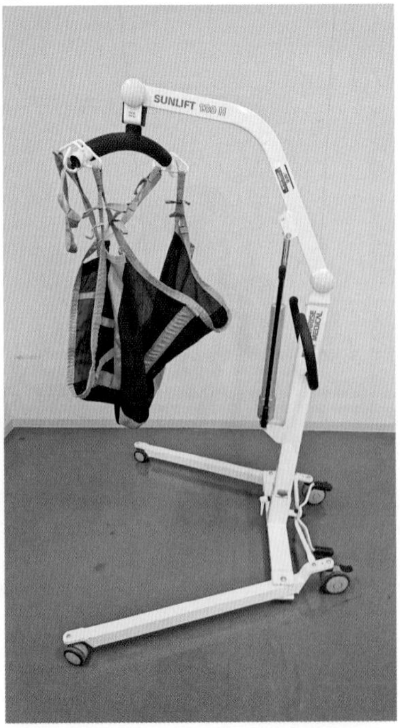

図25 リフト使用方法（臥位から車椅子に移乗する場合）

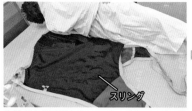

療養者を側臥位にし、スリングをベッドに敷く

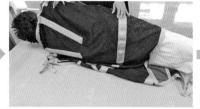

療養者の脊柱にスリングの中央部分を合わせる

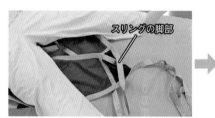

療養者を仰臥位に戻し、体の左右からスリングを引き出して、スリングの位置を整える。スリングの脚部を交差させる

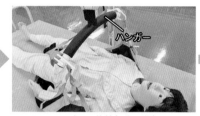

リフトのハンガーに体幹部分と脚部のスリングを取り付ける

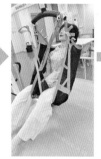

ハンガーを徐々に引き上げる

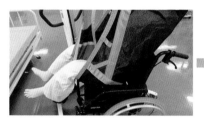

車椅子に移乗させる

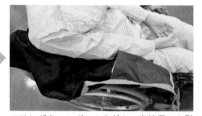

スリングをハンガーから外し、車椅子から引き抜く

参考文献
1. 田中マキ子：体位変換の変遷. 田中マキ子監修, 市岡滋,
   廣瀬秀行, 柳井幸恵編, ポジショニング学, 中山書店, 東
   京, 2013：14-19.

スキンケア

Point

- 療養者の皮膚の清潔を保ち、乾燥や浸軟、浮腫、発汗を予防するための適切な対応を行う
- 高齢者では特にドライスキンになりやすいため、保湿を心がける
- 浸軟や浮腫、発汗が生じると、皮膚損傷が起こりやすくなる。保湿に加え、皮膚の保護も行い、損傷を防ぐ

1　スキンケアとは

　日本褥瘡学会は、スキンケアを、「皮膚の生理機能を良好に維持する、あるいは向上させるために行うケアの総称である」と定義している[1]。

　また、スキンケアの具体的な方法として、洗浄、被覆、保湿、水分除去を挙げている（表1）。

表1　スキンケアの具体例

洗浄	皮膚からの刺激物、異物、感染源を取り除く
被覆	皮膚と刺激物、異物、感染源などを遮断したり、皮膚への光熱刺激や物理的刺激を小さくしたりする
保湿	角質層の水分を保持する
水分除去	皮膚の浸軟を防ぐ

日本褥瘡学会：用語集. を参考に作成
http://www.jspu.org/jpn/journal/yougo.html#skin （2020/7/27アクセス）

2 ドライスキンのケア

ドライスキンとは、角質水分量が減少し、角質層の柔軟性が低下し角質が硬くなり、脆くなった状態をいう。角質層の水分量は、前腕屈側でおよそ30数％であるが[2]、ドライスキンでは大幅に減少してしまう。

角質水分量が低下し保湿能が低下すると、表皮の角質層が乾燥し、浅い亀裂が起こる。この状態になると、皮膚が本来もつバリア機能が破綻してしまい、外界からの刺激やアレルゲンの侵入が可能となり、水分が外界に蒸散し、乾燥を助長する（**図1**）。ドライスキンが続くと、かゆみが生じたり、皮膚障害が生じやすくなったりなる。

ドライスキンには、なりやすい対象と疾患がある。高齢者は、加齢に伴い皮脂の分泌が低下するため、最もドライスキンになりやすい。閉経前後の女性も、急激に皮脂の分泌が低下し、ドライスキンのリスクが高まる。

ドライスキンになりやすい疾患としては、老人性乾皮症やアトピー性皮膚炎、栄養障害などが挙げられる。

ドライスキンに対する予防的なケアとして、身体状況の確認、環境調整、清潔習慣の見直し、そして保湿剤・保湿外用薬の塗布による保湿が重要である。

1）身体状況の確認

身体状況では、皮膚のかさつきや弾力性を観察する。あわせて、バランスの取れた食事が摂れているか、水分が十分摂れているかも確認する。

療養者の全身状態を考慮し、不足や偏りがあれば、十分な栄養、適切な水分の付加、摂取形態を検討する。必要に応じて、管理栄養士に介入を依頼する。

2）環境調整

環境面では、居住空間の環境を見直す必要がある。特に在宅では、エアコンや冬期の暖房器具の使用により、室内が乾燥しやすくなる。

冬期は、湿度が40％以下にならないように調節し、必要に応じて加湿する。他に、ストーブの使用や直接皮膚に接する電気あんか、電気毛布などの使用を見直す。暖気や寒気に直接皮膚がさらされないように留意する。

図1 健康な皮膚とドライスキン

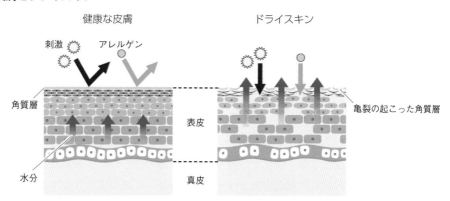

表皮の角質層が乾燥し、浅い亀裂が起こると、皮膚が本来もつバリア機能が破綻し、外界からの刺激やアレルゲンの侵入が可能となる。また水分が外界へ蒸散し、乾燥を助長する

3）清潔習慣

清潔習慣では、皮脂を取り除いてしまうような、入浴温度、入浴時間、使用する洗浄剤、洗浄方法に注意する。

湯温は高すぎず38〜39℃程度にとどめ、長湯を避ける。洗浄剤は、洗浄力の高いものよりも弱酸性で保湿成分入りのものを選択する。洗浄方法は、洗浄剤をよく泡立て、こすらず、愛護的に行う。洗浄剤を皮膚に残さないように十分に洗い流す。拭き取りは、やわらかい、天然素材のタオルを使用し、押さえるように行う。

4）保湿

保湿では、保湿剤・保湿外用薬を用いる。保湿剤の塗布方法を図2に示す。保湿剤を塗布する際は、まず、皮膚を清潔にし、十分な量の保湿剤を手に取る。広範囲に塗布する場合や冬期の場合は、手のひらにとって温め、毛の流れに沿って塗布し、摩擦が起こらないようにする。皮膚の損傷（スキン-テア）を生じさせないために、強くこすらないことが大切である。また、摩擦を生じさせないために、伸びのよいクリームタイプを検討する。

塗布のタイミングは、シャワー後、清拭後、その他に日に2〜3回程度の塗布を計画する。冬期は、シャワー後急速に体温が低下し、皮膚の乾燥が進むため、時間をおかずになるべく早く塗布する。

保湿剤・保湿外用薬には、保湿機能を高めるものやバリア機能を高めるものがある。また、市販のものだけでなく、医師によって処方されるものもある。必要に応じて医療機関を受診し、専門医（皮膚科）による治療を受ける。保湿剤・保湿外用薬の塗布の方法や種類がわからない場合は、医師・薬剤師と相談する。

図2　保湿剤の塗布方法

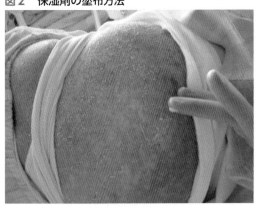

- 皮膚を清潔にする
- 十分な量の保湿剤を手にとる
- 毛の流れに沿って塗布する
- 強くこすらず、摩擦が起こらないようにする

3　浸軟のケア

浸軟とは、汗や排泄物の接触による皮膚の湿潤により、角質層が過度に水分を含んだ状態をいう。浸軟した皮膚は、バリア機能が低下するとともに、角質がやわらかくなっているため、容易に剥離や損傷が起こってしまう（図3）。

浸軟が起こりやすいのは、便失禁・尿失禁の影響やおむつによる蒸れを受けやすい下腹部や臀部、皮膚が重なり合った発汗の影響を受けやすい部位などである。特に、失禁では、後述する失禁関連皮膚炎（IAD：incontinence-associated dermatitis）を引き起こすことがある。

　浸軟に対するケアでは、バリア機能の保持や皮膚の損傷予防のためのケアが必要となる。

図3　浸軟した皮膚

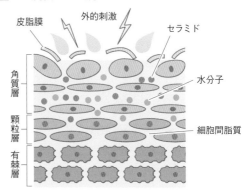

角質層が過度に水分を含み、角質細胞間の接着がゆるんでいる。浸軟した皮膚は、バリア機能が低下するとともに、角質がやわらかくなっているため、容易に剥離や損傷が起こる
清藤友里絵：高齢者のスキンケア．日本創傷・オストミー・失禁管理学会編，スキンケアガイドブック．照林社，東京，2017：98．より引用

4 浮腫のケア

　浮腫が見られる皮膚は、表皮の菲薄や乾燥が生じ、損傷を受けやすくなる（**図4**）。褥瘡だけでなく、後述するスキン-テアも生じやすくなる。浮腫の原因や症状をアセスメントすることは、ケアにとって重要である。

　浮腫には、原因となる疾患により、「全身性浮腫」と「局所性浮腫」がある（**表2**）。全身性浮腫には、心機能、肝機能、腎機能の低下によるものが、局所性浮腫には、静脈やリンパ機能の低下によるものなどがある。全身状態の改善が望めるかどうかを検討する必要がある。

　浮腫の程度を判定する「圧迫法」は、観察者の示指で皮膚を押し、圧痕が残るかどうかで判定する（**図5**）。測定部位は、足背や下腿前面、背部などの褥瘡部以外を選択し、毎回、同じ部位で測定する。また、測定した内容を記録することも重要である。

　圧迫法は、人によって圧迫する強さや測定す

図4　浮腫の例

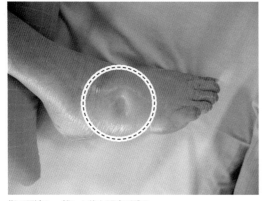

指で圧迫し、離した後も圧痕が残る

図5　圧迫法

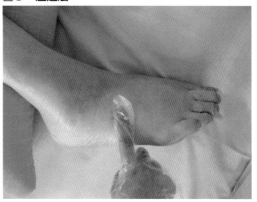

観察者の示指で押し、圧痕が残るかどうかで判定する

表2　浮腫の種類

全身性浮腫	局所性浮腫
● 心性 ● 肝性 ● 腎性 ● 内分泌性 ● 特発性 ● 栄養障害性 ● 医原性	● 静脈性 ● リンパ性 ● 遺伝子血管神経性

浮腫には、原因となる疾患により、全身性浮腫と局所性浮腫がある

る指により判定が異なる可能性があるため、測定方法の習得も求められる。

　浮腫が増悪した場合には、心疾患や腎疾患などの基礎疾患の悪化が原因となる場合もあるため、医師に相談する。

　浮腫がある場合のスキンケアでは、損傷の防止と皮膚の保護を行う。具体的には、後述するスキン-テアの予防的スキンケアに準ずる。

　損傷の防止では、保湿を行い、掻痒感による搔爬を予防する。洗浄の際は、皮膚を強くこすらないようにし、清拭では、やさしく押さえるように拭く。保湿剤の塗布時も、摩擦が起こらないように行う。

　皮膚の保護では、アルコール類を含む保湿剤などを避けることや、皮膚に外力が加わらないように露出を避けるなど、皮膚損傷を防ぐことが大切である。

5 発汗のケア

　発汗によって皮膚の浸軟が生じると、皮膚は損傷を受けやすくなる。また、持続する汗の接触は、皮膚への刺激となる。そのため、発汗時にはすみやかに汗を拭き取る。

　ただし、発汗の度に清拭を行うことは体力の消耗につながる恐れがある。そこで、発汗に対するケアとしては、皮膚の清潔を保ち、タイミングのよい寝衣交換を行うとともに、吸水性や熱放散性の高い衣類、マット、リネン類の選択が必要となる（図6）。また、不要な防水シーツの使用は蒸れをまねくことになるため、使用を見直す。

　多汗の場合、臀裂部など皮膚と皮膚とが密着した部分が、常時湿りやすくなる。入浴時・清拭時、おむつ交換時には密着部の皮膚を伸展させてスキンケアを行うよう、家族やヘルパーに指導する。

引用文献
1.　日本褥瘡学会：用語集.
　　http://www.jspu.org/jpn/journal/yougo.html#skin
　　（2020/7/27アクセス）
2.　尾形隆夫, 庄子和夫, 近藤昊：高齢者における皮膚角質層水分量と酸化ストレスのマーカーとしての尿中バイオピリンとの関係. 心身健科 2014；10（1）：25-32.

図6　吸水性・熱放散性が高いマットの使用

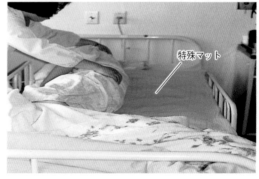

特殊マット

便失禁・尿失禁のケア

Point

● 排泄物の付着による皮膚のバリア機能の低下を防ぐため、予防的に皮膚の保護を行う

● 療養者の皮膚状態や排泄物の状態をアセスメントし、失禁の改善をめざすとともに、失禁関連皮膚炎（IAD）の予防・管理にも取り組む

● 療養者の身体機能や排泄パターンなどに合わせた失禁ケア用品を選択し、排泄物と皮膚との接触を避け、接触した場合はすみやかに取り除く

　便は、アルカリ性であり、下痢便では消化酵素を含むため、皮膚への刺激が強くなる。また、下痢には、経腸栄養の影響によるものや、クロストリジウム・ディフィシル（CD：clostridium difficile）腸炎など、感染性腸炎によるものなどがある。便失禁のケアでは、下痢の原因の改善とともに、便が接触する皮膚の保護が必要となる。

　尿は、通常、pH6.0程度であるが、感染尿ではアルカリ性に傾いていることが多くある。また、尿自体が水分であることから、皮膚への接触時間が長いと浸軟を生じ、皮膚への刺激となる。尿失禁のケアでは、水分の摂取状況や尿路感染の有無の確認とその改善とともに、便失禁同様、接触する皮膚の保護が必要となる。

1　失禁関連皮膚炎（IAD）

　失禁関連皮膚炎(IAD：incontinence-associated dermatitis)とは、便や尿失禁により排泄物が皮膚に付着し生じる皮膚障害である（図1）。

　日本創傷・オストミー・失禁管理学会では、IADを以下のように定義している[1]。

> 尿または便（あるいは両方）が皮膚に接触することにより生じる皮膚炎である。この場合の皮膚炎とは、皮膚の局所に炎症が存在することを示す広義の概念であり、その中に、いわゆる狭義の湿疹・皮膚炎群（おむつ皮膚炎）やアレルギー性接触皮膚炎、物理化学的皮膚障害、皮膚表在性真菌感染症を包括する。

　排泄物の付着は、皮膚のpHのバランスを崩し、皮膚のバリア機能を低下させる。そのため、便

図1　失禁関連皮膚炎（IAD）の例

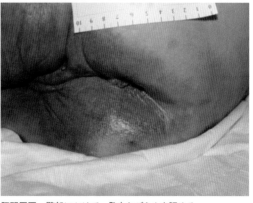

肛門周囲、臀部にかけて、発赤とびらんを認める

失禁・尿失禁のアセスメントを行い、ケアを行うことが重要となる。

IADを引き起こさないためにも、便失禁・尿失禁のケアを行うにあたり、皮膚や排泄物の状態を観察し、アセスメントすることが重要である。さらに、失禁の原因を除去し、ケア方法を導く。

IADのアセスメントとケア方法に関しては、日本創傷・オストミー・失禁管理学会が、IAD重症度評価スケール「IAD-set」を開発し、それをもとにした予防と管理に関するベストプラクティスを示している。

IAD-setは、「皮膚の状態」と「付着する排泄物のタイプ」の2つを評価するものである。「皮膚の状態」は、「皮膚障害の程度」と「カンジダ症の疑い」を、「付着する排泄物のタイプ」では「便」と「尿」を評価する。それぞれを点数化し、合計点で評価する（図2）。さらに、合計点に応じて「IAD-setケアアルゴリズム」によってケア方法を示している。学会編集の『IADベストプラクティス』（照林社、2019年刊）に詳しく紹介されているため参照されたい。

この中でも紹介しているが、便失禁では、ブリストル便性状スケールなどを活用し、便の性

図2　IAD-set

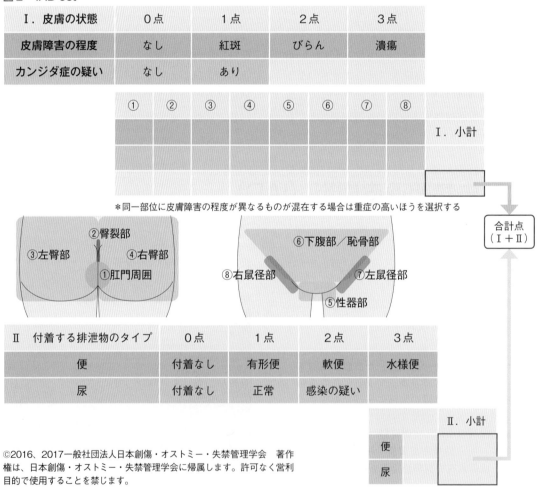

Ⅰ. 皮膚の状態	0点	1点	2点	3点
皮膚障害の程度	なし	紅斑	びらん	潰瘍
カンジダ症の疑い	なし	あり		

①　②　③　④　⑤　⑥　⑦　⑧　　　　　　Ⅰ. 小計

＊同一部位に皮膚障害の程度が異なるものが混在する場合は重症の高いほうを選択する

②臀裂部
③左臀部　④右臀部
①肛門周囲

⑥下腹部／恥骨部
⑧右鼠径部　⑦左鼠径部
⑤性器部

合計点（Ⅰ＋Ⅱ）

Ⅱ　付着する排泄物のタイプ	0点	1点	2点	3点
便	付着なし	有形便	軟便	水様便
尿	付着なし	正常	感染の疑い	

Ⅱ. 小計
便
尿

日本創傷・オストミー・失禁管理学会編：IAD-setに基づくIADの予防と管理 IADベストプラクティス. 照林社, 東京, 2015：13. より転載

状について客観的な情報を得ることが必要である（**表1**）。尿失禁では、尿量、色調、尿臭や尿検査により、尿の性状について客観的な情報を得る。

また、排便・排尿日誌などを活用し、在宅療養者の排泄パターンや失禁の状況を把握する（**図3**）。

表1　ブリストル便性状スケール

タイプ1	タイプ2	タイプ3	タイプ4
コロコロ便	硬い便	やや硬い便	普通便
ナッツ状の硬い便、兎糞便 （排便しづらい）	ソーセージ状ではあるが硬い便	表面がひび割れたソーセージ状の便	表面がなめらかでやわらかいソーセージ状もしくはヘビ状の便

タイプ5	タイプ6	タイプ7
軟便	泥状便	水様便
便の形状のあるやわらかい小さい塊の便 （排便しやすい）	便の形状のない泥のような便	水っぽく、固形物のない液状の便

タイプ1からタイプ4までの便タイプがIAD-setの「有形便」に該当し、タイプ5およびタイプ6が「軟便」、タイプ7が「水様便」に該当する
O'Donnell LJ, Virjee J, Heaton KW：Detection of pseudodiarrhoea by simple clinical assessment of intestinal transit rate. BMJ 1990；300（6722）：439-440. を参考に作成

図3　排便日誌と排尿日誌の例

排便日誌の例

日付	時刻	便の状態			症状
		量	性状	色	
○/○	11:00	鶏卵大	硬い	茶色	排便時に痛みあり
○/○	12:00	少量	コロコロ	茶色	腹部に少し張りがある
○/○	10:00	バナナ1本分	ふつう	茶色	

便の状態（量、性状、色など）は、スケールなどを用い、客観的に評価できるようにしておく

排尿日誌の例

日付	時刻	尿意	排尿量	失禁量	失禁した状況	残尿量	摂取水分量
○/○	6:00	あり	100mL				7:00 お茶200mL
	11:00	あり	80mL	80g	車椅子からの移動時		8:00 水150mL
	14:00	あり	50mL			200mL	11:00 お茶200mL

失禁量は、尿漏れ後のパッドの重さから、乾いた状態のパッドの重さを差し引いて求める

日誌を活用し、在宅療養者の排泄パターンを把握する。適切なおむつやパッドの選択、おむつ交換や排泄誘導、服薬管理などにつなげる

2 予防的スキンケア

失禁に対する予防的なスキンケアとして、身体状況の確認、失禁ケア用品の選択、皮膚の清潔、そして皮膚の保護が必要である。

在宅療養者の身体機能や排泄パターンをアセスメントし、おむつやパッドなどの失禁ケア用品を選択する。例えば、体型や排泄動作の自立度、排泄の量や頻度、排泄物の性状に合わせて検討する。介護者の有無や製品の特徴（吸収量や交換頻度など）もあわせて見直し、ケア計画を立てる。

失禁ケア用品の選択・使用例を図4に示す。尿取りパッドの前側吸収タイプは、尿吸収ゾーンがパッドの前側にあり、尿道口から排泄された尿をスポット吸収してくれるため、臀部への尿の拡散が抑えられる。吸収効率のよいパッドを使用することで、排泄物と皮膚との接触が避けられる。

ポリエステル繊維綿は、おむつと会陰部との隙間が大きく、吸収がうまくいかない場合に、臀裂に貼付し、使用する。

また、下痢時には、尿取りパッドでは、シートの目が細かく、便をうまく吸収できないため、軟便対応パッドを使用するとよい。

清潔ケアは、療養者の状態や排泄の状況にあわせて行う。皮膚の洗浄剤は、低刺激で、こすりすぎないように泡状のものを選択するとよい。保湿効果の含まれる洗浄剤もある。洗浄する際は、愛護的に行う。洗浄液を温める場合は、皮脂を取り除きすぎないよう温度に留意する。

排泄が頻繁にある場合は、こすらないで、流すだけにするような工夫も必要である。

洗浄後は、やわらかい布で押さえ拭きをする。

失禁がある場合は、排泄物が皮膚に接触することを予防するためのケアとして、撥水性の皮膚保護剤を塗布することがある（図5）。皮膚保護剤は、市販のバリアクリームやワセリンなどの油性軟膏でもよい。皮膚障害が発生してから使用するのではなく、便失禁・尿失禁がみられたら、予防的に使用する。

引用文献
1. 日本創傷・オストミー・失禁管理学会編：IAD-setに基づくIADの予防と管理 IADベストプラクティス. 照林社, 東京, 2015：6.

図4 失禁ケア用品の選択・使用例

尿取りパッド　前側吸収タイプ

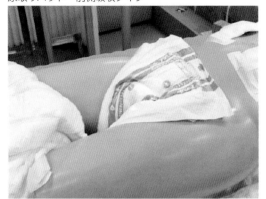 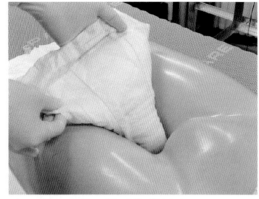

尿吸収ゾーンがパッドの前側にあるため、尿道口から排泄された尿をスポット吸収し、臀部への尿の拡散が抑えられる
（アテント　Sケア前側吸収おしりさらさらパッド　大王製紙株式会社）

ポリエステル繊維綿

軟便対応パッド

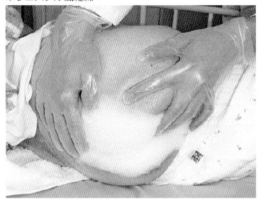 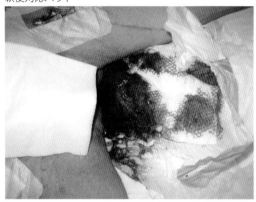

臀裂に貼付して使用する
（スキンクリーンコットンSCC®　メディカルヘルス研究所）

下痢時に使用する
（アテント Sケア軟便安心パッド 大王製紙株式会社）

図5 皮膚の保護

水分をはじく様子

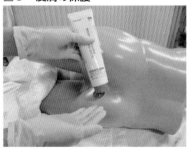 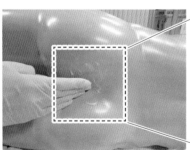

皮膚保護剤は、市販のバリアクリームやワセリンなどの油性軟膏でもよい。肛門周囲だけでなく、
臀部の皮膚全体に塗布する

スキン-テアと医療関連機器圧迫創傷（MDRPU）の予防ケア

1 スキン-テアの予防ケア

スキン-テアは"皮膚裂傷"のことで、超高齢社会を迎えたわが国では、病院内だけでなく在宅でも深刻な問題である。

日本創傷・オストミー・失禁管理学会は、スキン-テアを次のように定めている[1]。

> 摩擦・ずれによって、皮膚が裂けて生じる真皮深層までの損傷（部分層損傷）をスキン-テア（皮膚裂傷）とする。

スキン-テアは、患者にとっては強い疼痛を伴い、そのQOLを著しく損なう。それだけではなく、ヘルパーなどの介護職や訪問看護師などの不適切なケア行為によって生じたのではないかと家族が不信感を抱くケースもあるため、適切な対応が必要である。

スキン-テアの例を**図1**に示す。スキン-テアが生じやすい要因には、乾燥や浮腫などの皮膚状態に加え、皮膚を脆弱化にまねく疾病の罹患もあり、全身状態が関与する場合も多い。ケアを開始するにあたり、皮膚だけでなく全身状態のアセスメントを的確に行う必要がある。

スキン-テアのリスクアセスメントは、スキン-テアの既往歴の有無、個体要因、外力発生要因の3つの視点から行う。スキン-テアの既往がないか、皮膚の観察とともに療養者や家族から聴取する。また、皮膚が脆弱となる全身状態や皮膚状態、療養者の行動や管理状況をアセスメントし、予防計画を立てる。

詳細は日本創傷・オストミー・失禁管理学会編集の『ベストプラクティス スキン-テア（皮膚裂傷）の予防と管理』（照林社、2015年刊）を参照されたい。また、本書は、学会ホームペ

図1 スキン-テアの例

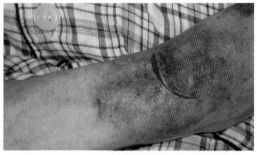

日本創傷・オストミー・失禁管理学会編：ベストプラクティス スキン-テア（皮膚裂傷）の予防と管理 別冊付録. 照林社, 東京, 2015：14. より引用

ージでも閲覧が可能である（URL http://www.jwocm.org/pdf/best_practice_.pdf）。

スキン-テアの発生や再発の予防ケアには、栄養管理、外力保護ケア、スキンケア、医療・介護メンバー教育、療養者（患者）・家族教育などがある。

栄養管理は、脆弱な皮膚を改善するうえで重要なケアである。またスキン-テアは、介助や移動動作のなかで生じることも多く、発生しやすい状況や予防法を、医療・介護メンバーや療養者とその家族に教育することも重要である。

予防ケアの１つであるスキンケアでは、皮膚の保湿、皮膚の洗浄、寝衣の選択がポイントとなる（**表１**）。皮膚の保湿では、摩擦が加わらないような保湿剤の選択や塗布方法、塗布のタイミングに留意する。洗浄では、手のひらで洗う

など、洗い方も注意が必要である。寝衣は、皮膚を損傷しないデザインや素材のものを選択する。

外力保護ケアでは、皮膚の外傷を防止するために、ベッドまわりの環境や体位変換などのケア技術に留意する。

外力保護ケアの例を**図２**に示す。ベッド柵は、接触した際の緩衝用に布製のカバーを装着している。また、四肢は露出を避け、レッグカバーやストッキングを着用している。

その他に、医療用テープを使用する際は、低刺激性の粘着剤のものを選択する、テープを貼付する前に皮膚保護剤を塗布するなど、皮膚を損傷しないようにする。貼付・剥離の技術においても安全な方法で行う。可能であれば、医療用テープを使用しない固定方法の検討も必要である。

表１　スキン-テアの予防的なスキンケア

皮膚の保湿	●低刺激性で伸びのよい保湿剤を１日２回、状態によってはそれ以上塗布する ●毛の流れに沿って押さえるように塗布する ●冬期は室内の温度、湿度を調整する　など
皮膚の洗浄	●低刺激性の弱酸性の洗浄剤を使用する ●手のひらで、泡でやさしく洗浄する ●長時間の入浴、頻繁な入浴は避ける ●体を拭くときは押さえ拭きをする　など
寝衣の選択	●長袖、長ズボンにする ●関節拘縮がある場合は、大きめ、あるいは伸縮性のある寝衣にする ●ファスナーやボタン、縫いしろが皮膚にすれないデザインにする ●吸湿性と滑りのよい素材を選ぶ　など

図２　外力保護ケアの例

ベッド柵の保護

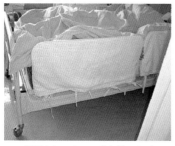

ベッド柵をキルティング布製のカバーで覆っている

皮膚の保護

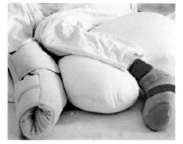

肌の露出を少なくする。ただしきつく締めないようにする

皮膚の保護

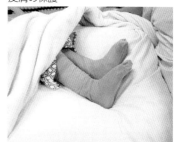

露出する下肢（下腿）に使用済みのストッキングを着用する
注：わかりやすくするため、ストッキングにしわを寄せている

医療関連機器圧迫創傷（MDRPU：medical device related pressure ulcer）は、一般的に、医療機器を装着、または使用することによって皮膚が圧迫を受けて発生する創傷のことで、日本褥瘡学会では2016年に、次のように定義した[2]。

> 医療関連機器による圧迫で生じる皮膚ないし下床の組織損傷であり、厳密には従来の褥瘡すなわち自重関連褥瘡（self load related pressure ulcer）と区別されるが、ともに圧迫創傷であり広い意味では褥瘡の範疇に属する。なお、尿道、消化管、気道等の粘膜に発生する創傷は含めない。

MDRPUは、医療関連機器を使用しているさまざまな部位に発生し、重篤な場合は壊死に至ることもある創傷である。同学会では、ポスターを作成し、医療者への啓発活動に取り組んでいる。発生の多い医療関連機器としては、深部静脈血栓症予防用弾性ストッキング、非侵襲的陽圧換気療法マスク（NPPVマスク）、ギプス、シーネなどがある（**表2**、**図3**）。

日本褥瘡学会では、医療関連機器による圧迫創傷の発生要因を機器要因、個体要因、ケア要因の3つに分類し、**図4**のような概念図で示している。これらの要因についてアセスメントし、ケア計画を立てていくことが必要である。

●**MDRPUの予防・管理フローチャート**

また、日本褥瘡学会では、医療関連機器を装着するすべての対象者に使用する予防・管理フローチャートを作成している（**図5**）。

機器の装着が決定されたら、装着前に、療養者の全身状態と機器をアセスメントする。全身状態では、皮膚の菲薄化、循環不全、浮腫、機器装着部の湿潤や骨・関節などの突出、低栄養の有無などをアセスメントし、機器については、サイズや形状の不一致、療養者に情報提供の不足がないかをアセスメントする。

装着の前に、機器の使用説明書をよく理解し、適切な素材の選択と適切なサイズの選択を行う。ケアでは、外力低減ケア、スキンケア、全身管理、療養者・家族の教育について、褥瘡対策と同様に、ケア計画の立案を行い、実施する。

機器を装着した後は、1日2回の頻度で装着部およびその周囲の皮膚を観察する。装着部の皮膚を視診・触診し、MDRPUの既往、乾燥、浮腫、湿潤（発汗、便・尿失禁、創部からの滲

表2　医療関連機器の例

●深部静脈血栓症予防用弾性ストッキング	●酸素マスク
●非侵襲的陽圧換気療法マスク	●経鼻酸素カニューレ
●ギプス、シーネ（点滴固定用含む）	●気管切開カニューレ
●経鼻経管法用チューブ（経鼻胃チューブ等）	●気管内チューブ（経鼻または経口気管挿管専用チューブ、バイトブロック）
●経ろう管法用チューブ（胃ろう等）	
●間欠的空気圧迫装置	●酸素マスク・気管切開チューブの固定用ひも
●手術用体位固定用具（手台、支持板、等）	●気管切開カニューレ固定具
●血管留置カテーテル（動脈ライン、末梢静脈ライン）	●上肢装具（指装具、把持装具、肩装具、等）
●尿道留置用カテーテル	●下肢装具（整形靴、短下肢装具、長下肢装具、等）
●経皮的動脈血酸素飽和度モニタ（SpO$_2$モニタ）	●体幹装具（胸腰仙椎装具、頸椎装具、等）
●抑制帯	●介達牽引
●車椅子のアームレスト・フットレスト	●ベッド柵

日本褥瘡学会編：ベストプラクティス 医療関連機器圧迫創傷の予防と管理. 照林社，東京，2016：6. より引用

出液、カテーテルなどからの体液の漏出）の有無を確認する。また、機器装着部およびその周囲皮膚における痛み、不快の有無を確認する。

皮膚の清潔については、洗浄または清拭を行い、その後は、乾いた状態に保つ。乾燥が見られる場合は保湿する。

なお、MDRPUの特徴やアセスメント・ケアは、使用する機器や用品ごとに異なるため、詳細は、『ベストプラクティス 医療関連機器圧迫創傷の予防と管理』（照林社、2016年刊）を参照されたい。また、本書は、日本褥瘡学会ホームページ

でも閲覧できる（URL http://www.jspu.org/jpn/info/pdf/bestpractice_.pdf）。

引用文献
1. 日本創傷・オストミー・失禁管理学会編：ベストプラクティス　スキン-テア（皮膚裂傷）の予防と管理. 照林社, 東京, 2015：6.
2. 日本褥瘡学会編：ベストプラクティス 医療関連機器圧迫創傷の予防と管理. 照林社, 東京, 2016：6.

図3　シーネによって生じたMDRPU

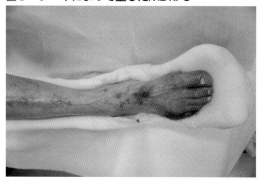 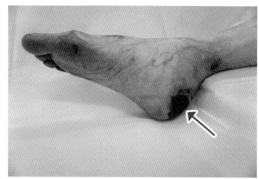

日本褥瘡学会編：ベストプラクティス 医療関連機器圧迫創傷の予防と管理. 照林社, 東京, 2016：51. より引用

図4　医療関連機器圧迫創傷（MDRPU）発生概念図

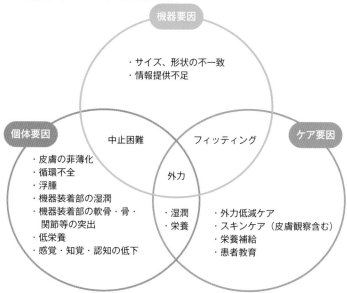

日本褥瘡学会編：ベストプラクティス 医療関連機器圧迫創傷の予防と管理. 照林社, 東京, 2016：16. より引用

図5　予防・管理フローチャート

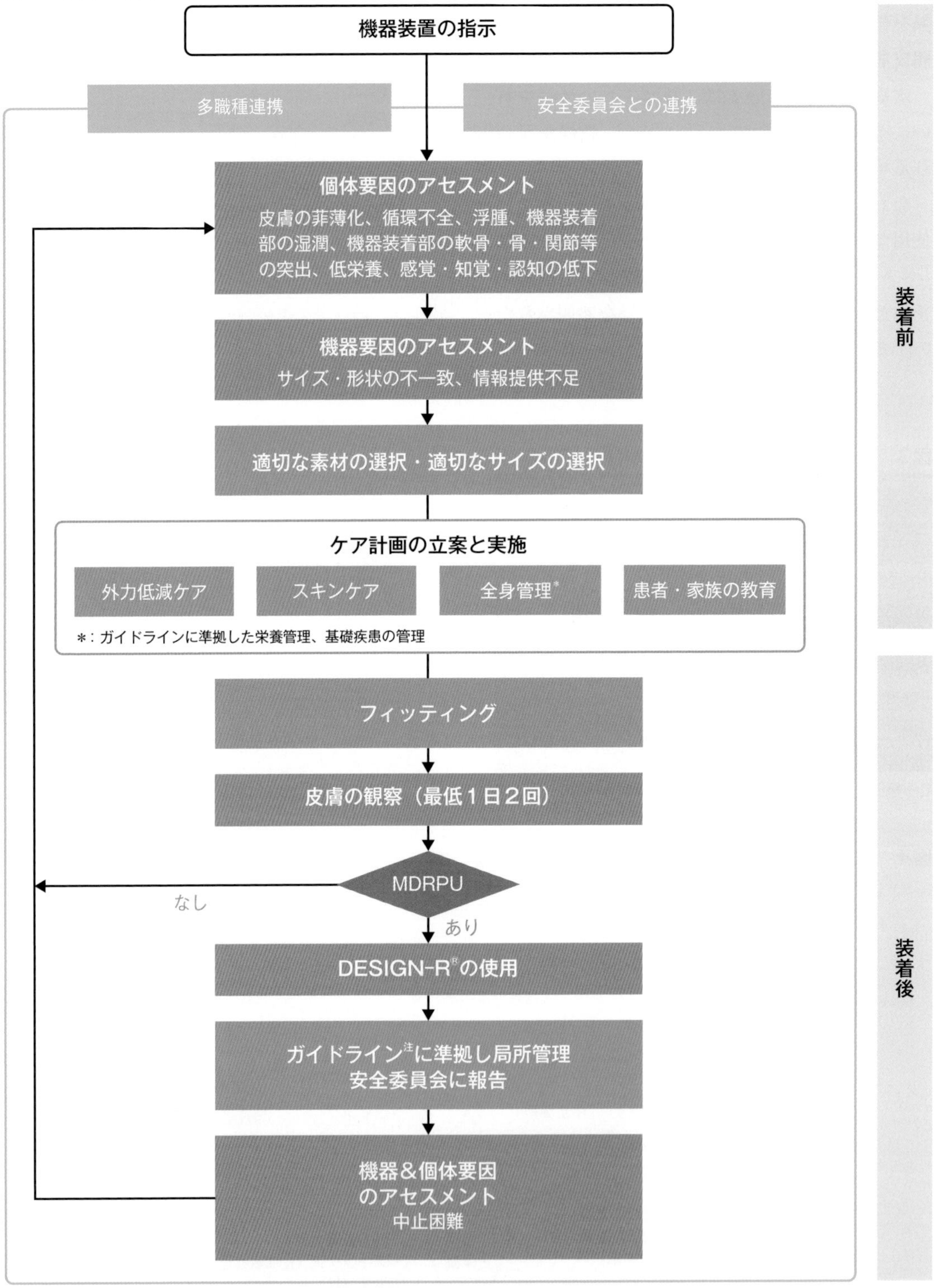

[注：日本褥瘡学会編：褥瘡予防・管理ガイドライン（第4版）. 2015.]
日本褥瘡学会編：ベストプラクティス 医療関連機器圧迫創傷の予防と管理. 照林社, 東京, 2016：20. より引用

下腿潰瘍のケア

Point

● 糖尿病の有無やコントロールの状態、浮腫の有無に加えて、神経感覚、運動機能なども入念に
アセスメントする

● 在宅では医療者のかかわりが制限されるため、療養者自身がケアについて理解し、下肢の観察
やフットケアなどのセルフケアを実施できるように個人に合わせた指導を行う

● 踵部に褥瘡ができた場合のフットケアでも、スキンケア、清潔ケア、圧迫・ずれの予防、局所
ケアを行う

　下腿潰瘍とは、下腿に生じる潰瘍の総称で、さまざまな原因により発生する。治療やケアが早期から開始され、効果をあげなければ切断にいたることも珍しくない。特に在宅では、医療者のかかわりが制限されるため、下腿潰瘍の予防と早期発見、早期治療が重要である。

　ここでは下腿潰瘍の分類とアセスメント、主な治療とケアについて述べる。

1　下腿潰瘍の分類

　下腿潰瘍にはさまざまな種類があり、表1のように分類される。

表1　下腿潰瘍の分類

下腿潰瘍の分類	発症の原因
動脈性潰瘍	閉塞性動脈硬化症などによる虚血により生じる
静脈性潰瘍	静脈還流障害（いわゆる静脈うっ滞）により生じる潰瘍で、静脈高血圧状態により皮膚炎を生じる
神経原性潰瘍	糖尿病などによる知覚鈍麻により生じやすい潰瘍。踵部外側に発生することが多い
感染症	壊死性筋膜炎やガス壊疽、結核などにより生じる
膠原病性潰瘍	リウマチや全身性エリテマトーデス、全身性強皮症などにより免疫抑制薬を服用している場合
外傷性潰瘍	熱傷や開放性骨折、陥入爪などにより生じる
癌性潰瘍	瘢痕癌、有棘細胞癌、基底細胞癌、悪性黒色腫などにより生じる
その他	褥瘡、リンパ腫、Werner症候群（早老症）、クリオグロブリン血症などにより生じる

寺師浩人：下肢潰瘍の総論・実態. 市岡滋,寺師浩人編著, 足の創傷をいかに治すか, 克誠堂出版, 東京, 2009：1-4. を参考に作成

2 下腿潰瘍のアセスメント

下肢切断を回避するためにも、日頃から入念なアセスメントを行うことが望ましい。在宅におけるアセスメントでは、糖尿病の有無やそのコントロールの状態、浮腫の有無、神経感覚、運動機能、循環状態などを観察する必要がある。

そのほか、感染症の徴候がないか、異物埋入の有無、栄養状態も確認する。

表2に下腿潰瘍の主なアセスメント項目と方法を示す。

表2　下腿潰瘍のアセスメント項目と方法

アセスメント項目		方法
神経感覚	触覚	筆で下肢を触れ、その感覚を評価する
	痛覚	針や竹串など先端のとがったもので軽く突き、その感覚を評価する。皮膚を傷つけないように留意する
	温度覚	40〜45℃の温水と10℃の冷水を入れた試験管を、それぞれ下肢に当て、評価する
	モノフィラメント	モノフィラメントを足底に当てて反応を評価する
	アキレス腱反射	打腱器を用いてアキレス腱を叩き、腱反射の有無や程度を評価する
運動機能	関節可動域測定・徒手筋力検査	関節の萎縮が起こると関節可動域が狭くなり、足底圧へ影響を及ぼす。足関節や前足部、足趾などの関節の動きを評価する。抵抗に対して収縮する筋力も評価する
	歩行	歩行時の姿勢、足の上げ方、歩幅、ふらつきなどを、問診をしながら評価する
	Timed Up & Go test	椅子に座った状態から立ち上がり、3m先の目印まで前進歩行し、目印を回り、再び3m歩行し椅子に着席するまでの時間を測定し評価する
	足底圧分布	足底の圧分布を測定し、局所圧の有無・程度を評価する
	開眼片足立ち	両手を腰に当て、利き足で立ち、保持できた時間を秒単位で測定し評価する
	10m歩行テスト	10mを最速歩行と自由歩行した場合とで比較し評価する

循環状態	問診	循環状態について、①下肢の左右差はあるか、②どんなときに、③どの部位で、④どのような症状が、⑤いつまで続くのか、⑥どうすれば改善するのかなどを評価する
	視診	蒼白、チアノーゼ、筋萎縮、爪の変形、脱毛、浮腫、潰瘍や壊死の有無を評価する
	触診	皮膚温、浮腫、触って痛がる部位、感覚の鈍い部位の有無から評価する。足背動脈、後頸骨動脈、膝窩動脈、大腿動脈の拍動を触診し評価する。超音波ドプラ聴診器を用いる場合もある
	ラッチョウテスト	仰臥位で両下肢を挙上し、足関節の回旋運動を20〜40回（足底の色調が変化するまで）行い、色調変化を観察する。座位に戻し下肢を下垂し、足底の色調変化と静脈充満の様子を観察する
	足の血圧測定と評価	超音波ドプラ聴診器を用いて、足関節血圧（足背動脈と後頸骨動脈）を測定し、評価する。足関節/上腕血圧比から評価する

3 下腿潰瘍の治療・ケア

治療の基本は、皮膚障害（陥入爪、爪白癬、胼胝、鶏眼など）、糖尿病性の足病変、潰瘍、瘻孔については免荷を考慮したフットケアがある。その他、高血圧・糖尿病・脂質異常症に対する食事療法、適度な運動の習慣化、禁煙などの生活習慣の改善、必要に応じて、ACE阻害薬、アンジオテンシンⅡ受容体拮抗薬などによる薬物療法、またウォーキングなどの運動療法である。潰瘍の分類に応じた代表的な治療を表3に示す。

● フットケア

下腿潰瘍の早期発見・早期治癒のために必須となるフットケアについて表4にまとめる。下肢救済のためには、日々のセルフケアも重要となる。療養者自身がケアを理解し、確実に実施できるように、個人に合わせた指導を行う。

日常的に行うケアの内容と踵部に褥瘡が発生した場合に行うケアについては表5に示す。

参考文献
1. 日本フットケア学会：フットケア−基礎的知識から専門的技術まで 第2版. 医学書院, 東京, 2012.

表3　下腿潰瘍の分類に適した代表的な治療法

潰瘍の分類	治療法
動脈性潰瘍	●手術療法：閉塞した動脈の血行再建術（バイパス術、血管内治療） ●高圧酸素治療法：虚血組織に酸素を供給し、末梢組織の低酸素状態を改善する ●乾燥ミイラ化：乾燥させ感染を抑える。しかし壊死部の拡大と乾燥刺激による激痛への対応が重要になる
静脈性潰瘍	●圧迫療法：保存的治療として重要な治療法。弾性包帯や弾性ストッキングを用いて行う ●下肢静脈瘤手術：弁不全に陥った伏在静脈を抜去する抜去切除法（静脈抜去術ともいう）、小静脈瘤に硬化剤を流入する硬化療法がある。他にも高位結紮術、血管内焼灼術などがある ●臥位姿勢時の下肢挙上：下腿の静脈血を重力により心臓へ戻す ●運動療法：下腿筋肉の収縮と弛緩を繰り返すことで、静脈血のうっ滞を解消する
神経原性潰瘍	●糖尿病のコントロール：血糖値の安定を図る ●感染予防：毎日の洗浄清拭により清浄化を図る ●フットケア：免疫能の低下から爪白癬や巻爪が多く見られるため、症状に応じたケアを行う
感染症	●足浴：下肢の清浄、血行・リンパの流れの改善、痛みの緩和、リラックス・癒し効果の促進 ●薬物療法：感染制御のための薬物（内服や軟膏）の使用
褥瘡	●圧迫部位の圧軽減（体位変換含む）：圧迫・ずれが生じない体位保持の検討 ●薬物療法（創傷被覆材含む）：褥瘡部の治癒促進のためのデブリードマンを含む薬剤・創傷被覆材の使用

日本褥瘡学会・在宅ケア推進協会編：在宅における下肢の潰瘍治療とケア. 床ずれケアナビ全面改訂版. 中央法規出版, 東京, 2017：254-290. および日本皮膚科学会 創傷・褥瘡・熱傷ガイドライン策定委員会編：創傷・褥瘡・熱傷ガイドライン—5：下腿潰瘍・下肢静脈瘤診療ガイドライン. 日皮会誌 2017；127（10）：2239-2259. を参考に作成

表4　日常的に行うフットケア

項目	留意点
日々下肢の状態を観察する	●早期発見・早期治療が重要。毎日ていねいに観察する ●自身で観察しづらい場合は鏡を使用したり、家族に見てもらう ●長時間歩いた後や運動の後は念入りに観察する
足の清潔を保つ	●弱酸性石けんを用いて愛護的な洗浄を行う。十分に泡立て、界面活性剤で包み込み汚れを落とす ●指の間も洗う ●洗った後は、こすらず押さえ拭きし、水気を拭きとる ●乾燥する場合には、保湿クリームを使う。ただし、指の間は蒸れやすいため、保湿クリームの使用は避ける

爪の切り方に注意する	● 深く切りすぎない ● 爪の角は、深く切り落とさない ● 巻き爪になっている場合は、長めにまっすぐ切る 正常な爪の場合　　　巻き爪の場合
足の形に合った靴を履く	● 靴を履いた状態でつま先に1.0cm程の余裕があると歩行しやすい ● 革や内貼りが柔らかく、靴の内部に硬い縫い目のない靴を選ぶ ● 運動や散歩をする場合には、足首が固定されるよう、紐やマジックテープが付いた運動靴を選ぶ ● 神経障害がある場合には、靴の中に異物がないかよく確認してから履く
素足を避け、靴下を履き、傷ついた足を守る	● 靴下を履き、足を保護する。ただし、重ね履きは、血行を妨げる原因になるので避ける ● 吸湿性のよい綿素材の靴下を選ぶ ● 内側の縫い目がゴツゴツせず、足を締め付けない靴を選ぶ
やけどをしないよう注意する	● 湯たんぽ、電気あんかなどによる低温熱傷に注意する
胼胝や鶏眼の処置	● 自分でケアしないようにする

表5 踵部に褥瘡ができた場合のフットケア

項目	留意点
アセスメント	● DESIGN-R®による観察と評価を行う。総得点の低下、大文字から小文字への変化と得点の低下に努める
清潔ケア	● 弱酸性石けんを用いて愛護的な洗浄を行い、感染予防に留意する
圧迫・ずれ予防	● 下肢全体が圧分散されるよう、ピローの用い方を工夫する 踵をクッションの端から出し、浮かせる方法もあるが、下肢全体を支え、圧再分配させる方法もよい ● 踵部の虚血やずれを起こすので、円座は用いない
局所ケア	● 洗浄後、処方に応じて軟膏や創傷被覆材を使用する。踵部の局面に添うよう、切れ込みを入れるなど工夫する ● 壊死を伴う場合には、デブリードマンが行われることがあるが、動脈性の場合や抗凝固薬使用中の場合には禁忌とされるので、注意を要する

栄養

Point

● 褥瘡の発生と栄養状態は密接に関連する。褥瘡を予防するために、療養者の栄養状態を評価し、適切な栄養管理を行う
● 十分なエネルギー量とタンパク質、ビタミンや微量元素などの補給を行い、低栄養状態の予防・改善に努める
● 摂食・嚥下機能、消化管機能の評価に基づき適切な栄養摂取方法を選択し、栄養管理をとおして療養者のQOLの向上を意識した支援を行う

1 褥瘡と栄養の関係

栄養状態の低下は、褥瘡発生の危険因子であるだけでなく、褥瘡が難治化する要因の１つでもある。

栄養状態を評価できる身体指標として除脂肪体重（LBM：lean body mass）がある。LBMが減少すると、血清タンパクや免疫能が低下し易感染状態になるばかりか、ADL低下を伴い転倒や骨折、褥瘡の原因となる。そのためLBMの減少が栄養学的に重要な指標である。

また、LBMは創傷治癒とも関連している（図１）。LBMの減少率が10％未満では、経口摂取由来のタンパク質は優先的に創傷治癒に利用されるが、20％程度まで減少すると、経口摂取由来のタンパク質はLBM維持にも同等に利用されるため、創傷治癒が遅延する。

さらに、30％以上減少した状態、すなわち窒素死（nitrogen death）と呼ばれる生命の危機的状況下では、経口摂取したタンパク質は完全にLBM維持に利用されるため、LBMが一部回復するまで、創傷治癒は必然的に停止してしまう。

したがって、創傷治癒における栄養治療を考

えるうえで、LBMの維持向上を念頭に治療戦略を講ずる必要がある。

図1　除脂肪体重（LBM）の減少率と創傷治癒

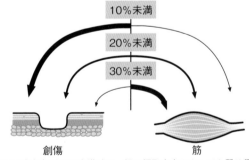

LBM減少率が10％未満時は、経口摂取由来のタンパク質は優先的に創傷治癒に利用される。LBMが減少するにつれて、タンパク質はLBMの回復に利用されるため、創部には利用されにくくなり、創傷治癒は、LBMが回復するまで遅延する。LBM減少率が30％を超えると、コラーゲン損失による皮膚の脆弱化に伴い、創傷が悪化する。
Robert HD：Nutrition, anabolism and the wound healing process：an overview. ePlasty 2009：9：65-94.

2 栄養アセスメント

1）栄養アセスメントのABCD

栄養状態を知る方法は、以前からいくつかの方法が検討され、実践されてきた。

例えば、体重の増減により栄養状態を把握しようとする方法がある。しかし、体重は骨格、筋肉、体脂肪、水分量の総和を示したものであるため、その増減によりこれらの内容がどう変化しているかを把握することが重要となり、体重の変化のみでは過不足が生じている栄養素の判定が難しい。

また、臨床の場では、血液検査や尿検査などで人の栄養状態が評価できると考えられがちだが、臨床検査は微量な血液や尿の成分で評価しようとする試みであり、これらのパラメーターだけで全身の栄養状態が評価できるわけではない。

このように、栄養状態の評価、判定は、身体計測値や臨床検査のみの情報ではなく、さまざまな情報を集約し総合的に行うことが重要である。

栄養アセスメントを行うにあたり主たる指標として、身体検査、臨床検査、臨床診査、食事調査が挙げられ、これらの英語の頭文字を並べるとABCDとなる。

> Ⓐ 身体計測（anthropometry）
> Ⓑ 生理・生化学検査（biochemical methods）
> Ⓒ 臨床診査（clinical methods）
> Ⓓ 食事調査（dietary methods）

身体計測では、体構成成分や各組織における栄養素の貯蔵状態を、生理・生化学検査では各組織・臓器の栄養状態および機能状態を把握できる。栄養状態とは、栄養素の摂取、消化、吸収、代謝、貯蔵、排泄などの包括的な評価が必要であり、これらの指標がそれぞれのどの状態を表現しているのかをよく理解して評価する必要がある。

● 身体計測

人体の構成成分は栄養状態によって変化するため、身体計測値から、タンパク質とエネルギーの貯蔵状態を知ることができる。

栄養アセスメントにおける身体計測の代表的な栄養指標は、「身長」「体重」「上腕周囲長（AC：arm circumference）」「上腕三頭筋部皮下脂肪厚（TSF：triceps skinfold thickness）」である。非侵襲的で安価に簡便に実施できることが特徴である。しかし、計測者による誤差を生じることもあり、計測方法の標準化や計測の精度を高めることが必要である。

① 身長

身長は、BMI（body mass index：体格指数）や理想体重（IBW：ideal body weight）の計算に使用される。Harris-Benedictの式を構成する因子の1つとして推定エネルギー必要量の計算にも使用される。

通常、身長は立位で身長計を用いて計測する。立位をとることができない場合は、臥位のまま測定するか、膝高（膝までの高さ）などを用いて推定することができる（図2）。膝高の計測は、膝と足首を90°に曲げた状態で、膝関節から足の裏までを計測する。膝高を用いることで、臥床したままでもおおよその身長を算出できる（表1）。

拘縮などがなく身体移動が容易であれば、体重計や身長計によるより正確な測定が優先される。

②体重

体重は、栄養アセスメントを行ううえで、きわめて重要な指標となる。測定した体重は、理想体重に対する割合（%IBW）や、健常時体重（UBW：usual bodyweight）に対する割合（%UBW）、体重変化率（%体重変化）をもとに評価を行う。UBWとは、現在の体重と比較する過去の体重のことで、1週間前、1か月前、

図2 膝高の計測法

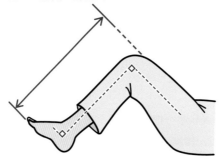

膝高は、膝と足首を90°に曲げた状態で、
膝関節から足の裏までを計測する

表1 膝高を用いた身長の推定式

身長 (cm)	男性	64.02＋（膝高×2.12）−（年齢×0.07）
	女性	77.88＋（膝高×1.77）−（年齢×0.10）

宮澤靖：各論 各種病態におけるエネルギー，基質代謝の特徴と，至適エネルギー投与量（高齢者および長期臥床患者）．静脈経腸栄
養 2009：24（5）：1065-1070．より引用

表2 健常時体重比（%UBW）を用いた評価方法
現在の体重÷健常時体重（UBW）×100

栄養障害の程度	
85〜90%	軽度
75〜85%	中等度
74%以下	高度

表3 体重変化率（%体重変化）を用いた評価方法
（健常時体重−現在の体重）÷健常時体重×100

体重変化率の高リスク
1か月で5％以上
3か月で7.5%以上
6か月で10%以上

表4 膝高を用いた体重の推定式

体重 (kg)	男性	（1.01×膝高）＋（AC×2.03）＋（TSF×0.46）＋（年齢×0.01）−49.37
	女性	（1.24×膝高）＋（AC×1.21）＋（TSF×0.33）＋（年齢×0.07）−44.43

AC：上腕周囲長、TSF：上腕三頭筋部皮下脂肪厚
宮澤靖：各論 各種病態におけるエネルギー，基質代謝の特徴と，至適エネルギー投与量（高齢者および長期臥床患者）．静脈経腸栄
養 2009：24（5）：1065-1070．より引用

3か月前、6か月前の体重を用いる。

　%UBWは74%以下に低下すると、高度の栄養障害と判定する（表2）。%体重変化は、健常時体重が一定期間にどのくらい減少したかを示し、1か月で5％以上、6か月で10%以上の体重減少があると高リスクと判定する（表3）。

　近年、ベッド型の体重計や車椅子のまま測定が行える体重計などが普及し、寝たきりの高齢者の体重も簡便かつ正確に測定することができるようになったが、在宅医療での普及は乏しい。

体重評価は栄養管理のうえで基本的な指標となるため、体重も身長と同様、膝高計測による体重推定式を用いる（表4）。この場合、上腕周囲長（AC）と上腕三頭筋皮下脂肪厚（TSF）の値を用いて算出できる。

③ BMI（body mass index）

　BMIは、体重（kg）を身長（m）の二乗で割ったもので、体格指数、肥満指数などとも呼ばれ、栄養アセスメントでは広く使用される栄養指標の1つである。理想体重は、BMI＝22とし

て計算された値「身長（m）×身長（m）× 22」とされ、また、BMI＜18.5を「痩せ」、18.5から25.0未満を「正常」、25.0以上を「肥満」として評価する。

これまでの食生活における栄養摂取量や活動量を推測することができ、また急激な増減がある場合には栄養学的な問題を抱えていることがあるため、注意深く栄養アセスメントを行う。

④ 上腕周囲長（AC）・上腕三頭筋部皮下脂肪厚（TSF）・上腕筋囲長（AMC）・ふくらはぎ周囲長

在宅療養者の皮下脂肪量や筋肉量は、上腕周囲長（AC）、上腕三頭筋部皮下脂肪厚（TSF）、上腕筋囲長（AMC：arm muscle circumference）、ふくらはぎ周囲長を計測することで推定することができる（図3）。

ACは、肩峰と肘先の中間部の周囲長をいう。

また、ACと同じ測定部位の皮膚をつまみ上げ、キャリパーを用いて測定したTSFは、体脂肪量の指標となる。ACとTSFから計算されたAMCは筋肉量（筋タンパク量）の指標として用いられ、「AC（cm）－π×TSF（cm）」の式で求められる。AC、TSF、AMCの基準値としては、2001年に日本栄養アセスメント研究会身体計測基準検討委員会より発表された「日本人の新身体計測基準値（JARD2001）」に示されたものがある。

また、ふくらはぎ周囲長の計測は、ふくらはぎの最も太いところで行う。計測値が31cm未満であれば低栄養のおそれがあり、褥瘡リスクありとして評価する。

⑤ 身体構成成分分析

身体計測を用いて栄養アセスメントを行うにあたっては、身体構成成分分析(body composition

図3 身体計測の測定項目と目的

上腕周囲長（AC）の測定

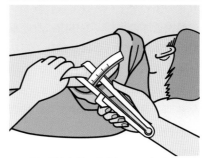

肩峰と肘先の中間部の周囲長を測定する。筋タンパクの消耗の程度の指標となる

上腕三頭筋部皮下脂肪厚（TSF）の測定

ACと同じ測定部位の皮膚をつまみ上げ、キャリパーを用いて測定する。体脂肪量の指標となる

上腕筋囲長（AMC）

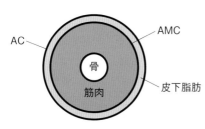

AMCは［AC（cm）－π×TSF（cm）］の式で求められる。筋肉量（筋タンパク量）の指標となる

ふくらはぎ周囲長の測定

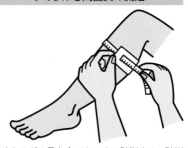

ふくらはぎの最も太いところで計測する。計測値が31cm未満であれば、低栄養のおそれがあり、褥瘡リスクありと評価する

analysis）の知識をふまえた解釈が必要である。

人の体は、体脂肪量とLBMの2つに大別される。体脂肪量はエネルギー貯蔵や消耗の程度を反映する。一方、LBMの変化は筋タンパクの減少を正確に反映するとされているため、栄養アセスメントでは重要である。

近年、在宅の栄養評価として携帯型の身体構成成分分析装置［In Body S10（株式会社インボディ・ジャパン）など］を用いた評価が行われるようになり、わが国の実態報告が散見される。

●生理・生化学検査

生理・生化学検査では、採取した血液や尿の成分を分析し、療養者の栄養状態を評価する。臨床症状があらわれる前の潜在的な栄養素欠乏状態や栄養素過剰状態を判定できる。在宅では血液検査を行うことは少ないが、主要な栄養指標について解説する。

① 血清アルブミン値、急性相タンパク（表5）

アルブミン（albumin、以下Alb）は、血清中で最も含有量の多いタンパク質で、肝臓で合成される。血漿浸透圧の維持、生体内におけるアミノ酸供給、生体内物質（金属イオン、ビリルビン、胆汁酸、薬剤など）と結合して、これらを運搬するといったはたらきがある。

ただし、半減期（血液中の濃度が半分に減るまでの期間）が約21日と比較的長いこと、また感染症など炎症がある場合には著しく低下するため、急性期の栄養状態の指標としては限界があるとされている。血清Alb値が3.5g/dL以下

では、褥瘡発生のリスクありと判断する。

急性相タンパク（rapid turnover protein、以下、RTP）は、半減期が短いタンパク質で、トランスサイレチン（TTR）、レチノール結合タンパク、トランスフェリンなどがある。

TTRは、プレアルブミンとも呼ばれ、半減期は約2日である。そのため、TTRは、Albと比較し、敏感に栄養状態を反映する指標とされている。レチノール結合タンパクはさらに半減期が短い指標であり、在宅領域で用いられることはまれである。

② 総リンパ球数

総リンパ球数（TLC：total lymphocyte count）は免疫能評価（感染に対する抵抗力の評価）に用いられる。栄養不良の状態では感染のリスクが増す。体内への細菌侵入や増殖を防ぐための最も基本的な防御にかかわっているのが白血球であり、リンパ球は白血球分画の1つである。

TLCは、「白血球数（/μL）×リンパ球数分画（%）/100」の式で求められ、血液検査の値から簡便に測定できるため、安価な検査でもある。800/μL以下を高度栄養障害、800〜1,199/μLを中等度栄養障害、1,200〜2,000/μLを軽度栄養障害として評価する。

●臨床診査（表6）

臨床診査とは、低栄養状態と関連した症状や主訴を、病歴やフィジカル・アセスメント（physical assessment）の手法を用いて評価・判定することである。医師の診断ではないため

表5　アルブミンとRTP

タンパク質		半減期	分子量	基準値
アルブミン		21日	65,000	3.9〜5.1g/dL
RTP	トランスサイレチン（TTR）	2日	55,000	23〜42mg/dL
	レチノール結合タンパク	12時間	21,000	3.6〜7.2mg/dL
	トランスフェリン	8日	80,000	190〜300mg/dL

「診査」としている。

　徴候や症状には、ときには非特異的ではあるが、欠乏状態が進行すると出現してくるものもあり、見落とさないようにする。栄養の視点から、臨床症状が出現する前の身体所見や訴えなどを把握することが重要であり、在宅医療のなかでも実践可能である。

　よく見られる身体所見は、口唇炎、口内炎などビタミンや微量栄養素の欠乏の徴候や、脱水症に関連した皮膚乾燥、歯の衛生不全、褥瘡の形成などである。また、浮腫、腹水、皮膚の緊張度、皮膚病変の有無なども特に重要な所見となる。

　浮腫は細胞や組織間の過剰な水分貯留により生じ、全身性浮腫は心不全による心拍出量減少、腎不全によるナトリウム（Na）の貯留、さらにネフローゼ症候群、肝硬変、低Alb血症などが原因であることが多く、褥瘡やMDRPU（医療関連機器圧迫創傷）、IAD（失禁関連皮膚炎）など皮膚トラブルが発生しやすいサインでもある。

　皮膚病変のうち、表皮に大きな鱗屑がみられた場合は、必須脂肪酸欠乏を疑う。

●食事調査

　栄養素の欠乏状態（あるいは過剰状態）の最初の段階は、食事調査によって推定される。食事調査では、どのくらいの期間摂取量が変化したのか、摂取内容がどう変化したのかを具体的に把握することが重要である。調査方法はいくつかあり、それぞれに特徴があるため、目的に応じて使い分けることが必要である。

　ただし、栄養素の欠乏状態には、たとえ、食事からの栄養摂取量が、生体側の栄養素必要量に見合っていたとしても、関連する要因（ある種の薬剤、食事成分、疾病状況など）が栄養素の消化・吸収、利用、排泄を障害していることもある。そのため、食事調査は、間接的な評価方法とされている。

　食事の摂取量が減ってきた場合には、食欲不振の原因を検索する。表7に示すように食欲不振の原因にはさまざまな問題が関係する。その原因を検索し、多職種と連携した栄養管理によって投薬との相乗効果を期待できる。

　また、食事摂取の量や内容が変化すれば、栄養状態に影響を与えることは明らかである。低栄養のリスクがある摂取量の場合は、経腸栄養、静脈栄養などによる補給を検討する（図4）。

2）複合アセスメント指標となるさまざまなツール

　栄養状態の評価を簡便にアセスメントする方法として、SGA（subjective global assessment：主観的包括的栄養評価）やMNA®（Mini

身体所見	疑われる不足栄養素
腹部膨満	タンパク質、エネルギー
浮腫	タンパク質、エネルギー
脱毛	亜鉛、必須脂肪酸
皮膚乾燥、鱗屑	亜鉛、エネルギー、ビタミンA、必須脂肪酸
スプーン爪	鉄分
歯肉炎	ビタミンC
口角炎	ビタミンB6

表7　食欲不振の原因

咀嚼・嚥下の問題	歯がない、咀嚼力不足、嚥下障害、味覚障害など
消化管機能の問題	胃・十二指腸潰瘍、便秘、下痢、腸閉塞など
薬剤の問題	食欲低下をきたす薬剤、抗がん剤など
全身状態の問題	発熱、意識状態、精神疾患、呼吸不全など
その他	寝たきり、食事内容、放射線治療など

図4　低栄養のリスクがある摂取量

| 1日の食事摂取量 | 1日の水分量（食事水分含む） |

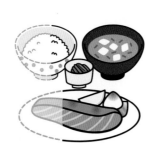

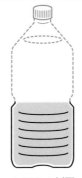

75%以下（主食、主菜などを含む）　　　　　　1,000mL以下

Nutritional Assessment：簡易栄養状態評価表）またはMNA®-Short Form、CONUT（controlling nutritional status）などのスクリーニングツールを使用する方法がある。

褥瘡の危険因子や褥瘡発症との関連を検討したさまざまな研究結果よりまとめられた日本褥瘡学会の「褥瘡予防・管理ガイドライン（第4版）」（以下、本学会ガイドライン）より低栄養の危険因子を表8に示した。

推奨度がC1レベル（根拠は限られているが、行ってもよい）ではあるが、これらは褥瘡発生と関連について比較試験や分析疫学的研究によって検討されている指標であり、一定の根拠が

あるといえる。

栄養評価のなかではAlbが用いられることがあるが、これは体肢筋量やLBMとの間に有意な相関を認めず、また褥瘡患者において炎症反応のマーカーであるC反応性タンパク質（CRP）との間に有意な負の相関関係を認めたことが反証報告としてなされている。Albは低栄養状態の指標としては推奨できないが、褥瘡予防の面からは褥瘡発症の重要な危険因子として評価することができる。

これらのことから1つの検査値で評価するよりも、SGAやMNA®またはMNA®-Short Form、CONUTなどの評価ツールを用いることでスク

表8　褥瘡発生予防のための低栄養の危険因子

	Clinical Question		推奨度	推奨文
発生予防 全身管理	CQ4.4	褥瘡発生の危険因子となる低栄養状態を確認する指標には何があるか	C1	炎症や脱水などがなければ血清アルブミン値を用いてもよい。
			C1	体重減少率を用いてもよい。
			C1	食事摂取率（食事摂取量）を用いてもよい。
			C1	高齢者にはMNA®（Mini Nutritional Assessment）およびMNA®-Short Form（SF）を用いてもよい。
			C1	CONUT（controlling nutritional status）を用いてもよい。
			C1	主観的包括的栄養評価（SGA）を用いてもよい。

日本褥瘡学会編：褥瘡予防・管理ガイドライン（第4版）．褥瘡会誌 2015；17（4）：494．より引用

リーニング精度がより担保できると考えられる。また定期的な評価に加えて、誤嚥性肺炎や尿路感染症など、状態変化時の評価が肝要である。

その他、浮腫を評価したうえでの体重変化や、栄養摂取量を含めた水分摂取量、下痢や嘔吐、褥瘡や創傷からの水分漏出量、血液検査なども考慮した総合的な栄養セスメントで栄養評価の精度を高めることができる。

① SGA（subjective global assessment：主観的包括的栄養評価）

SGAは、患者への聞き取りやカルテからの情報収集により評価を行うツールである。体重の変化、食物摂取の変化、消化器症状の有無、身体機能、疾患と栄養必要量、身体所見の項目がある（図5）。これらの情報から、主観的包括評価として、"栄養状態良好"、"中等度の栄養不良"、"高度の栄養不良"の3段階に分ける。

SGAは主観的であるという点で信頼性にかけるという意見もあるが、栄養アセスメントの手法を理解して実践できれば、栄養状態を明確に分類することができる。

② MNA®（Mini Nutritional Assessment：簡易栄養状態評価表）

MNA®は、65歳以上の低栄養状態患者の抽出ツールとして使用され、6つのスクリーニング項目と11のアセスメント項目から構成される。スクリーニング項目のみのさらに簡便なMNA®-Short Form（図6）もあり、それぞれの項目を点数化し、その総和により栄養状態を評価する。

特徴としては、血液学的検査項目がないこと、神経・精神的問題の評価が組み込まれていること、身長・体重の計測が困難でBMI算出不可能な場合はふくらはぎの周囲長の値により代替す

図5　SGA（主観的包括的栄養評価）シート

```
A  病歴
  1. 体重変化
     過去6か月間の体重減少：_____kg、減少率_____％
     過去2週間の体重変化：□増加    □無変化    □減少
  2. 食物摂取変化（平常時との比較）
     □変化なし
     □変化あり（期間）_____（月、週、日）
     食事内容：□固形食    □経腸栄養    □経静脈栄養    □その他
  3. 消化器症状（過去2週間持続している）
     □なし    □悪心    □嘔吐    □下痢    □食欲不振
  4. 機能性
     □機能障害なし
     □機能障害あり：（期間）_____（月、週、日）
              タイプ：□期限ある労働    □歩行可能    □寝たきり
  5. 疾患と栄養必要量
     診断名：
     代謝性ストレス：□なし    □軽度    □中等度    □高度
B  身体（スコア：0＝正常；1＝軽度；2＝中等度；3＝高度）
     皮下脂肪の喪失（三頭筋、胸部）：_____
     筋肉喪失（四頭筋、三角筋）：_____  _____
     くるぶし部浮腫：_____  仙骨浮腫：_____  浮腫：_____
C  主観的包括評価
     A. □栄養状態良好    B. □中等度の栄養不良    C. □高度の栄養不良
```

図6　MNA®-Short Form

<u>簡易栄養状態評価表</u>
Mini Nutritional Assessment-Short Form
MNA®

Nestlé
NutritionInstitute

氏名：

性別：　　　　年齢：　　　　体重：　　　　kg　身長：　　　　cm　調査日：

下の□欄に適切な数値を記入し、それらを加算してスクリーニング値を算出する。

スクリーニング

A 過去3ヶ月間で食欲不振、消化器系の問題、そしゃく・嚥下困難などで食事量が減少しましたか？
0 = 著しい食事量の減少
1 = 中等度の食事量の減少
2 = 食事量の減少なし

B 過去3ヶ月間で体重の減少がありましたか？
0 = 3 kg 以上の減少
1 = わからない
2 = 1～3 kg の減少
3 = 体重減少なし

C 自力で歩けますか？
0 = 寝たきりまたは車椅子を常時使用
1 = ベッドや車椅子を離れられるが、歩いて外出はできない
2 = 自由に歩いて外出できる

D 過去3ヶ月間で精神的ストレスや急性疾患を経験しましたか？
0 = はい　　　　2 = いいえ

E 神経・精神的問題の有無
0 = 強度認知症またはうつ状態
1 = 中程度の認知症
2 = 精神的問題なし

F1 BMI　体重(kg)÷[身長(m)]² □
0 = BMI が19 未満
1 = BMI が19 以上、21 未満
2 = BMI が21 以上、23 未満
3 = BMI が 23 以上

BMI が測定できない方は、F1 の代わりに F2 に回答してください。
BMI が測定できる方は、F1 のみに回答し、F2 には記入しないでください。

F2 ふくらはぎの周囲長(cm)：CC
0 = 31cm未満
3 = 31cm以上

スクリーニング値
(最大：14ポイント)

保存します
印刷します
リセットします

12-14 ポイント： □　栄養状態良好
8-11 ポイント： □　低栄養のおそれあり (At risk)
0-7 ポイント： □　低栄養

Ref.　Vellas B, Villars H, Abellan G, et al. *Overview of the MNA® - Its History and Challenges.* J Nutr Health Aging 2006;10:456-465.
Rubenstein LZ, Harker JO, Salva A, Guigoz Y, Vellas B. *Screening for Undernutrition in Geriatric Practice: Developing the Short-Form Mini Nutritional Assessment (MNA-SF).* J. Geront 2001;56A: M366-377.
Guigoz Y. *The Mini-Nutritional Assessment (MNA®) Review of the Literature - What does it tell us?* J Nutr Health Aging 2006; 10:466-487.
Kaiser MJ, Bauer JM, Ramsch C, et al. *Validation of the Mini Nutritional Assessment Short-Form (MNA®-SF): A practical tool for identification of nutritional status.* J Nutr Health Aging 2009; 13:782-788.
® Société des Produits Nestlé SA, Trademark Owners.
© Société des Produits Nestlé SA 1994, Revision 2009.
さらに詳しい情報をお知りになりたい方は、**www.mna-elderly.com** にアクセスしてください。

ることができることなどが挙げられる。

ふくらはぎの周囲長は、低栄養状態の高齢者にとって、BMI、骨格筋量を推計できる数値として有用であることが知られており、寝たきりの患者に対しても容易に計測が可能である。MNA®の有用性には、数多くの報告があり、近年ではその簡便さもあり、高齢者の栄養スクリーニングツールとして広く使用されている。

③ MUST（malnutrition universal screening tool）

MUSTは、英国静脈経腸栄養学会により考案された、簡便で客観的な栄養スクリーニングの代表的な方法である。BMI、過去3〜6か月の体重減少率、最近5日間以上経口摂取ができていないかどうか、の3項目からなり、いずれも誰が行っても同一の結果が得られる客観的指標である。これらの項目をスコア化してその合計により栄養障害の総合的なリスクを診断する。

④GNRI（geriatric nutritional risk index）

GNRIは日常的に測定可能な血清アルブミン値および身体計測指標である%IBWの2項目のみから算出されるため、問診を必要とするSGAやMUSTに比べると、より簡便な方法である。

また、GNRIは高齢者に対する簡便かつ高い精度を有した栄養アセスメント指標とされており、腎疾患患者における栄養アセスメント指標としても推奨されている。

3）フレイルおよびサルコペニア

フレイルとは、虚弱の状態を示し、「加齢とともに心身の活力（運動機能や認知機能等）が低下し、複数の慢性疾患の併存などの影響もあり、生活機能が障害され、心身の脆弱性が出現した状態」であり、その一方で「適切な介入・支援により、生活機能の維持向上が可能な状態

像」とされる[1]。健康状態と要介護状態の中間状態ともされ、フレイルの早期発見と早期介入が重要である。

サルコペニアは、加齢に伴う骨格筋量と骨格筋力の低下・減少をいい、日本サルコペニア・フレイル学会より「サルコペニア診断基準2019（AWGS2019）」が示されている（図7）。計測機材のない施設でも判定が可能な診断基準となっており、症例抽出と、握力または5回椅子立ち上がりテストを行うことでサルコペニアの可能性が評価できる。サルコペニアの診断は、病診連携のうえで行われる。

フレイルとサルコペニアは関連しており、低栄養状態からサルコペニアが引き起こされ、基礎代謝が低下し、消費エネルギーの減少、食欲や食事摂取量の低下に陥り、さらに低栄養状態を助長するという、フレイル・サイクルとなる。フレイル・サイクルに陥らないよう、栄養摂取量の減少などを早期に発見し、その改善を図ることが大切である（図8）。また、フレイルおよびサルコペニアは褥瘡の危険因子となるだけでなく、治癒も遅延させる。

*

栄養アセスメントは、療養者のさまざまな情報をもとに栄養状態を総合的に評価・判定することであり、効率的かつ的確な栄養療法を実施するためには必要不可欠である。適正な栄養アセスメントにもとづき栄養ケアプランを策定し、栄養療法を実施し、実施後は再評価（モニタリング）し、栄養療法の効果判定を行う。

低栄養状態は、褥瘡発生の危険因子である。褥瘡を予防するためにも、管理栄養士だけでなく、在宅医療にかかわるすべての職種が、栄養アセスメントの意義と内容を十分に理解し、その結果を治療やケアに反映することが求められる。

図7　サルコペニア診断基準2019（AWGS 2019）

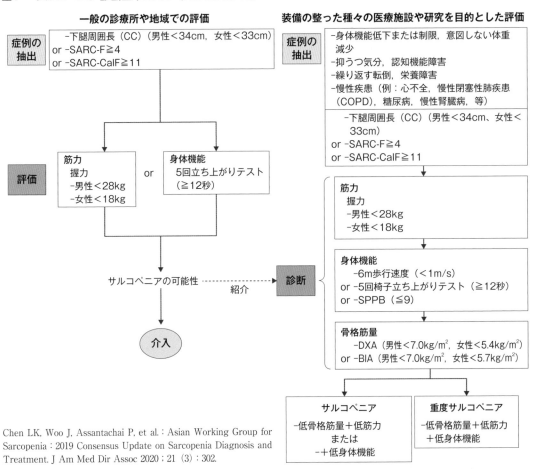

Chen LK, Woo J, Assantachai P, et al.：Asian Working Group for Sarcopenia：2019 Consensus Update on Sarcopenia Diagnosis and Treatment. J Am Med Dir Assoc 2020；21（3）：302.

図8　フレイル・サイクル

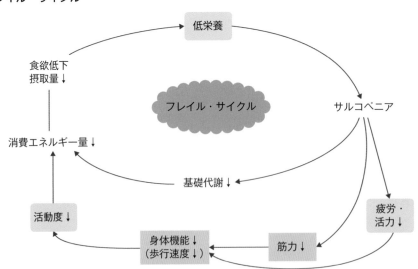

フレイル・サイクルに陥らないように、早期にフレイルを発見し、適切な栄養介入を行うことが重要である
「日本人の食事摂取基準」策定検討会：日本人の食事摂取基準（2020年版）：414. より引用
https://www.mhlw.go.jp/content/10904750/000586553.pdf（2020/7/27アクセス）

3 必要なエネルギー量の算出と必要栄養素

褥瘡を予防するうえで、低栄養状態の改善は非常に重要であり、十分なエネルギー量とタンパク質などの補給を行う。

ただし、長期にわたって明らかな栄養補給不足を伴った療養者に対し、急激なエネルギー投与を行うと、リフィーディング症候群と呼ばれる代謝性の合併症を引き起こすことがある。栄養補給については、管理栄養士など栄養の専門家の介入のもと実施することが望ましい。

1） 必要エネルギー量

栄養アセスメントでは、生体を維持し、活動するのに必要なエネルギー量を算出することが大切である。算出方法の１つに、ハリス・ベネディクトの式がある（**図9**）。これは、基礎代謝量（基礎エネルギー消費量、BEE：basal energy expenditure）に、活動係数とストレス係数を乗じて求める方法である。ただし、BEEは、日本人を対象として開発された算出式ではないため、参考値として考える。

他に、体重や、身長から推定した理想体重（IBW）をもとに算出する簡易式もある（**表9**）。在宅でも簡便に使用できる式といえる。

褥瘡のある在宅療養者にとって望ましいとされるエネルギー量のめやすは、NPUAP/EPUAPガイドライン[2]では30〜35kcal×体重（kg）とされる。例えば、体重60kgの療養者の場合、1日の必要エネルギー量は1,800〜2,100kcalとなる。他にも、基礎代謝量の1.5倍以上の補給も推奨されており[3]、褥瘡の状態に合わせた必要エネルギー量の検討が求められる。

必要エネルギー量の推定方法についていくつかの方法を示したが、いずれの場合であっても、投与後の体重変動を評価することが重要である。目標とする体重に向けて繰り返し評価し、栄養補給量を調整する。十分なエネルギー量の補給は、冒頭で述べたLBMの維持と向上をもたらす。

2） タンパク質の必要量

タンパク質は、創傷の治癒に使用される主要な栄養素の１つである。また、活発に活動したり、感染症や炎症性疾患などの侵襲を伴う状態では、タンパク質の必要量が増加することも知られている。

しかし、タンパク質は過剰に補給しても、体内で分解・合成され、一部は体脂肪となり、ま

図9　ハリス・ベネディクトの式

必要エネルギー量はBEEをもとに次の式で算出される

基礎エネルギー消費量（BEE）＝

男　$66.47 + 13.75 \times$ 体重（kg）$+ 5.0 \times$ 身長（cm）$- 6.75 \times$ 年齢（歳）

女　$655.1 + 9.56 \times$ 体重（kg）$+ 1.85 \times$ 身長（cm）$- 4.68 \times$ 年齢（歳）

必要エネルギー量＝BEE× 活動係数 × ストレス係数

活動係数
寝たきり　1〜1.1
ベッド上安静　1.2
ベッド外活動あり　1.3〜1.4　など

ストレス係数
術後（合併症なし）1
手術　1.2〜1.5
がん　1.1〜1.3
褥瘡　1.5　など

表9　簡易式

- 現体重×25〜30kcal
- 理想体重(IBW)［身長(m)×身長(m)×22］×25〜30kcal

た体外に排出されるなどし、タンパク質として体内に貯蔵することはできない。毎日毎食の補給（摂取）が大切となる。

低栄養状態、あるいは褥瘡発生リスクのある場合は、療養者の基礎疾患の有無にもよるが、NPUAP/EPUAPガイドライン[2]では1.25〜1.5g×体重（kg）が補給量のめやすとして推奨されている。体重60kgで換算すると、およそ75〜90gに相当する。腎臓や肝臓に機能障害がある場合は、医師に相談し、0.8g×体重（kg）から徐々に開始し、慎重な補給を検討する[4]。

わが国は、高齢社会の到来により、褥瘡を有する高齢者の割合や、褥瘡以外の併存疾患を有する療養者の割合が増加している。併存疾患によっては、高タンパク質の投与が必ずしも褥瘡治癒に奏効するとは限らず、他の臓器障害を加速してしまうおそれもある。全身状態に影響を及ぼし、LBMを減少させる可能性もあるため、併存疾患を考慮したうえで、タンパク質量は徐々に増やしていくことが適切と考えられる。

3）ビタミン、微量元素の補給

エネルギーやタンパク質とともに、ビタミンやミネラルが充足されていることが望ましい。ビタミンはもちろん、微量元素も生体維持のために、さまざまなはたらきをしているため、不足しないように補給する。主なビタミンと微量元素の役割と1日の推奨量を表10に示すが、低栄養もしくは褥瘡がある場合は、必要量が増加している可能性がある。

表10　ビタミンと微量元素の役割と1日推奨量

栄養素	役割	1日推奨量		
ビタミンA	皮膚や粘膜の形成	男性	18歳以上	850〜900μgRAE/日
			65歳以上	800〜850μgRAE/日
		女性	18歳以上	650〜700μgRAE/日
			65歳以上	650〜700μgRAE/日
ビタミンC	皮膚や細胞のコラーゲン合成	100mg/日		
鉄	貧血の改善 組織への酸素供給	男性	18歳以上	7.5mg/日
			75歳以上	7.0mg/日
		女性	18歳以上（月経なし）	6.5mg/日
			18歳以上（月経あり）	10.5mg/日
			65歳以上	6.0mg/日
亜鉛	味覚の維持 皮膚や粘膜の維持	男性	18歳以上	11mg/日
			75歳以上	10mg/日
		女性	18歳以上	8mg/日

「日本人の食事摂取基準」策定検討会：日本人の食事摂取基準（2020年版）. を参考に作成
https://www.mhlw.go.jp/content/10904750/000586553.pdf（2020/7/27アクセス）

表11　必要水分量を求める推定式

①1,500mL/m²

②30〜40mL/現体重kg（平均的な体格の場合）

③30〜40mL/現体重kg：18〜64歳

　　30mL/現体重kg：55〜64歳

　　25mL/現体重kg：65歳以上

④推奨量（RDA）：1mL/kcal

⑤1mL/kcal＋100mL×窒素補給量

ASPEN：Nutrition Support Dietetics -Core Curriculum（2nd ed.）．1993：63.

4）必要水分量

　水分量は、生命維持のために最も重要である。必要水分量は、腎不全や心不全などの尿排泄量に異常がある病態を除けば、表11に示した式を用いて算出される。

　特に経腸栄養管理において頻用されるのは、③の推定式、すなわち体重に年齢別の必要水分量に乗じて算出する式である。例えば、年齢65歳で体重60kgの療養者では、年齢別必要水分量25mLを体重に乗じ、1,500mLとなる。しかし、下痢や嘔吐、発熱、排液量などの臨床所見、室温などの環境要因を考慮して算出することが重要である。

4　栄養の補給方法

1）投与経路の選択の基本

　栄養の投与経路の決定は、生理的な「経口摂取」が優先され、また経口摂取は栄養経路の最終目標でもある。食欲不振や嚥下障害などにより経口から必要栄養量を満たせない場合は、経腸栄養法が適応となる。消化管に異常がなければ、消化管ホルモンの動態を維持できる「経腸栄養法」の単独や、「経腸栄養法と経口摂取を併用」した栄養管理を選択する。

　一方、消化管が使用できない場合は、その期間を勘案し、「末梢静脈栄養（PPN：peripheral parenteral nutrition）」または「中心静脈栄養（TPN：total parenteral nutrition）」を選択する（図10）。

　経腸栄養、静脈栄養となった場合においても、摂食・嚥下機能の評価や摂食・嚥下リハビリテーションなどを行い、経口摂取の可能性について常に考慮する。

2）経口栄養

　口から食べることは最も生理的な栄養経路であるだけでなく、口腔機能や認知機能の維持・向上にとっても有用となる。

　在宅では療養者本人や家族から、食事や水分がどの程度摂れているか調査し、摂食状況とそのリスクを評価することが求められる。リスク評価では、嚥下機能、食事内容、食形態、食事摂取量、脱水症の有無などをみる。

　食事摂取量が低下した場合は、栄養補助食品の活用も選択肢の1つとなる。経済面での負担も鑑みると同時に、摂取量低下の原因にも着目し、療養者・家族と相談のうえ検討を進める。

　特に食事摂取量の低下によって脱水症が併発するリスクが高まるため、食事や水分の摂取量、体重、尿量などを評価する。

　成人の場合、1日に必要な水分量は、体重1kgあたり30〜40mLとされるが、高齢者の場合は心不全や腎機能の障害を併発し、浮腫と血管

図10 栄養の投与経路の選択

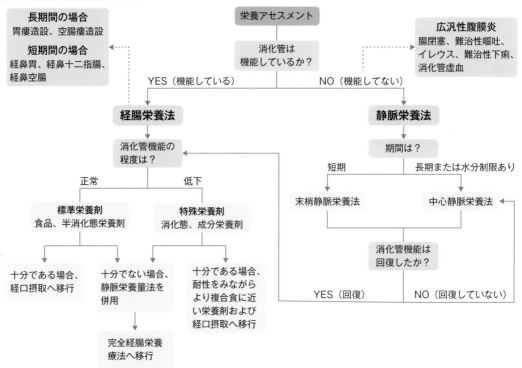

ASPEN Board of Directors and the Clinical Guidelines Task Force: Guidelines for the Use of Parenteral and Enteral Nutrition in Adult and Pediatric Patients. JPEN 2002；26（1）：8SA.

内脱水が混在している場合があるため、さまざまな要因を考慮する必要がある。

経口から食事摂取できる場合は、食事をする環境調整も重要である。普段から食べるペースを観察し、必要に応じて自力摂取を助ける自助具の使用を提案するなど、在宅療養者や家族、在宅ケアにかかわる他の職種とよく情報共有することが大切である。

現在、わが国の食生活は、食事はつくるものから買うものへとシフトしており、市販の弁当や常備菜などを利用し、手軽に十分なエネルギー量と栄養素を摂取することが可能である。栄養管理の側面から、適量の主食のもとに十分なタンパク質源を摂れるような助言も心がける。ただし、偏った食生活に対して食事バランスを強調するあまり、食事摂取量が低下してしまっては本末転倒である。全体のバランスをみながら調整する。

また、咀嚼や嚥下機能が低下している場合には、噛みづらい食品や飲み込みにくい食品、むせやすい食品などに注意する必要がある。さらに、歯牙や義歯の確認を定期的に実施し、誤嚥性肺炎の予防につなげる（**図11**）。

●摂食・嚥下障害の疾患概要

摂食・嚥下障害はさまざまな原因で起こるが、機能的原因と器質的原因、医原性嚥下障害に大別される（**表12**）。

機能的原因とは、摂食・嚥下にかかわる器官や組織の機能低下・悪化によるものである。原因疾患は、脳血管障害（脳卒中）、筋萎縮性側索硬化症および筋ジストロフィーなどの神経筋疾患などが主である。器質的原因は、解剖学的に構造の異常をきたすことで、口腔や咽頭、食道の腫瘍などによるものが多い。医原性嚥下障害には、薬剤や経管栄養チューブの圧迫などに

よるものがある。

脳血管障害では、摂食・嚥下障害を呈する頻度が高く、病態として（1）意識障害を伴う一側性大脳病変による嚥下障害、（2）仮性球麻痺、（3）球麻痺の3つがある。

一側性大脳病変では、急性期の意識障害に伴う誤嚥のリスクが高い。意識障害は、脳幹網様体の機能が低下するため生じると考えられるが、嚥下中枢は延髄の脳幹網様体にあるため、意識だけではなく、口腔・咽頭などの嚥下機能にも影響する。

仮性球麻痺は、延髄に対する両側の上位運動ニューロンの損傷によって起こる症状である。特徴は、嚥下に関係する筋肉の運動の協調性の低下と筋力の低下である。口唇閉鎖が不良で食物が口腔内から外に垂れ落ち、咀嚼や食塊形成が不十分、また咽頭へ食物が入ってから遅れて反射が起こるといった症状を認める。

球麻痺は延髄の嚥下中枢の損傷によって起こる。臨床でよくみられる原因疾患は、ワレンベルグ（Wallenberg）症候群である。これは延髄の外側が梗塞することによって生じ、嚥下障害、構音障害がみられる。食道入口部の開大不全が徴であり、開大に左右差がみられる。

このように障害を受けた部位によって摂食・嚥下障害の程度や症状は異なり、球麻痺では比較的流動物が飲みやすく、仮性球麻痺ではまとまりのある固形物が飲みやすい傾向にある。しかし、例外もあるため、療養者の状態をよく観察し、症状に応じたケアが求められる。その他、仮性球麻痺と球麻痺の違いについて**表13**に示した。

●栄養管理の実際
①栄養アセスメントのポイント

栄養アセスメントでは、まず、嚥下障害を疑う症状がないか観察する。一般的に、誤嚥による「むせ」や「咳」が嚥下障害のサインとなるが、誤嚥をしても症状を示さない不顕性誤嚥の場合がある。そのため意識障害や発熱の有無、痰の量や声の変化などを確認する。摂食場面もていねいに観察し、誤嚥や咽頭残留の有無を確認する（**表14**）。

図11　歯牙や義歯の確認

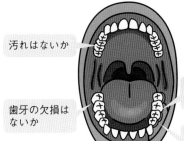

汚れはないか

義歯のゆるみはないか

歯牙の欠損はないか

義歯による痛みはないか

表12　摂食・嚥下障害の原因

原因	主な例
機能的原因	●脳血管障害：くも膜下出血、脳内出血、脳梗塞など ●神経筋疾患 ●代謝性疾患 ●意識障害
器質的原因	●外傷 ●腫瘍 ●術後
医原性嚥下障害	●薬剤 ●手術・挿管による浮腫や神経損傷 ●経管栄養チューブによる圧迫

表13　仮性球麻痺と球麻痺の違い

	仮性球麻痺	球麻痺
障害部位	延髄の両側上位運動ニューロン	延髄［疑核、孤束核、嚥下パターン形成器（CPG）］
おもな原因	多発性脳血管障害	Wallenberg症候群
嚥下反射	起こりにくいが起こればパターンは正常	起こらないか、弱くパターンが乱れる
左右差	なし	あり、咽頭/喉頭の動き　特に食塊の咽頭通過左右差
構音障害	痙性、努力性	弛緩性、開鼻声
高次脳機能	多彩な障害あり	障害なし
唾液	涎、唾液でむせる	常時ティッシュに吐き出す

藤島一郎：原因疾患（脳卒中）．日本摂食嚥下リハビリテーション学会編，第1分野摂食嚥下リハビリテーションの全体像Ver.2．医歯薬出版，東京，2015：55．より転載

　また、病歴として脳血管障害や肺炎、その他の呼吸器疾患、放射線治療の有無、頭頸部・食道などの手術歴、神経筋疾患など嚥下障害と関連する既往、食生活、偏食の有無、嗜好の変化や体重の変化、家族歴なども療養者や家族へ聞き取りし、危険因子を抽出する。

　嚥下障害と関連する疾患がない場合において、加齢変化による安静時の喉頭位の下降が生じることがある。喉頭位が下降すると喉頭腔が拡大し、咽頭内に食塊が残留しやすくなる。また、喉頭閉鎖に時間がかかり、喉頭侵入の頻度が増えると推測される。

　療養者の問診を行いながら、異常な痩せや円背の有無、首の可動域、声質、構音、口腔内などを評価する。栄養アセスメントをもとに表15に示したようなリスクを把握し、栄養状態の悪化や誤嚥を予防することが大切である。

②栄養モニタリングのポイント

　栄養モニタリングでは、提供している食事内容の評価を行う。摂食場面の観察に加え、摂食中のバイタルサイン、痰の量と性状、発熱や炎症反応の有無を観察する。また、体重変化や血液検査などの生化学検査の推移、上腕周囲長や上腕三頭筋部皮下脂肪厚を評価し、低栄養や脱水に留意する。

　嚥下障害がある場合は、体力や耐久性の低下により、食事摂取量が十分確保できない、また食事の摂取で精一杯となり飲水までできないケースも少なくない。食事に増粘剤を使用している場合は、膨満感やべたつきを訴え、飲水が進まないことも多い。

　特に体重減少やLBMの減少など、低栄養をきたしている場合には、栄養補給量の増加をめざすため、1食量を減らして回数を増やす、少量で高エネルギーな栄養補助食品を取り入れる、といった対応策を検討する。それでも栄養補給量の確保が難しい場合には、体重減少が顕著になる前に経腸栄養法の併用を検討する。

　在宅では、最寄りのスーパーで手に入る惣菜、レトルトなどの市販食品の提案や、あんかけやマヨネーズで味つけするなど、馴染みのある調理法を療養者に紹介することができる。また、とろみのつけ方を指導したり、調理に負担がある場合には嚥下食専門の商品や宅配食の利用なども検討する。

　食事の内容だけではなく、熱発や体重減少、湿性嗄声なども合わせて評価し、さまざまな問題点を抽出し、多職種で協働し、対応すること

表14　摂食場面の観察ポイント

観察項目、症状	観察ポイント	考えられる主な病態・障害
食物の認識	ボーとしている、キョロキョロしている	食物の認知障害、注意障害
食器の使用	口に到達する前にこぼす	麻痺、失調、失行、失認
食事内容	特定のものを避けている	口腔期、咽頭期、味覚、唾液分泌低下、口腔内疾患
一口量	一口量が極端に多い	癖・習慣、口腔内の感覚低下
口からのこぼれ	こぼれてきちんと飲み込みにつながらない	取り込み障害、口唇・頬麻痺
咀嚼	下顎の上下運動だけで、回旋運動がない	咬筋の障害
	かたいものが噛めない	う歯、義歯不適合、歯周病など
嚥下反射が起こるまで時間がかかる	長時間口にため込む、努力して嚥下している	口腔期、咽頭期
	上を向いて嚥下している	送り込み障害
むせ	特定のもの（汁物など）でむせる	誤嚥、咽頭残留
	食事の初めにむせる	誤嚥、不注意、痙性亢進
	食事の後半にむせる	誤嚥、咽頭残留、疲労、筋力低下、胃食道逆流
咳	食事中、食事後に咳が集中する	誤嚥、咽頭残留、胃食道逆流
声の変化	食事中、食後に声が変化する	誤嚥、咽頭残留
食事時間、摂食のペース	一食に30〜45分以上かかる 極端に早く、口に頬張る	認知障害、取り込み障害、送り込み障害など
食欲不振	途中から食欲がなくなる	認知障害、誤嚥、咽頭残留、体力
疲労	食事の途中から元気がない、疲れる	誤嚥、咽頭残留、体力

藤島一郎他：スクリーニング，評価，検査. 聖隷嚥下チーム，嚥下障害ポケットマニュアル 第4版, 医歯薬出版, 東京, 2018：43. より転載

が大切である。

3）経腸栄養

経腸栄養（または経管栄養ともいう）には、経鼻胃管、胃瘻、空腸瘻などがあり（図12）、療養者の状態や消化管の機能、実施期間などを考慮して、適切な方法が選択される。通常は、留置期間が短期間（4週間未満）であれば、経鼻胃管が選択され、長期間（4週間以上）の場合は胃瘻や空腸瘻などが選択される。

投与方法には、ボーラス投与法や持続投与法、間歇的投与法、周期的投与法があり、経腸栄養の種類や療養者の状態に応じて選択される。

ボーラス投与法は、急速投与ともよばれ、半固形状流動食の投与に用いられる。特に胃瘻では、チューブの口径が大きいため、ボーラス投

表15　症状と考えられる問題点

症状	問題点
痩せ	低栄養やサルコペニアの可能性を疑う
円背	頸椎が前傾して前を向くため、下顎を突き出した姿勢となり、気道が広がり、喉頭挙上しづらく誤嚥しやすい
首周りの拘縮	可動域の制限により嚥下しづらい
声質、構音の異常	声門閉鎖や口腔の動きに何らかの異常がある
口腔内に残渣がある	口腔ケアの不足や、口腔－咽頭機能が低下している可能性がある

図12　経腸栄養の主な種類

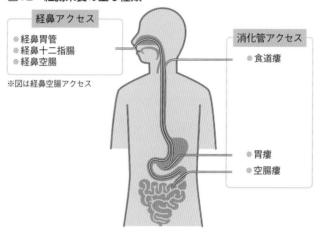

経鼻アクセス
● 経鼻胃管
● 経鼻十二指腸
● 経鼻空腸
※図は経鼻空腸アクセス

消化管アクセス
● 食道瘻
● 胃瘻
● 空腸瘻

与法が選択可能で、胃のリザーバー機能によって栄養剤を胃内に貯留することができ、下痢も生じにくい。

　持続投与法は、24時間、持続的に経腸栄養剤を投与する方法で、主に空腸瘻で実施される。空腸瘻では、栄養剤が胃を介すことなく、直接小腸に投与されるため、下痢予防を目的に、持続投与が選択される。

　間歇的投与法は、1日2～3回に分けて、2～3時間ほどかけて投与する方法である。周期的投与法は経口摂取と併用されることもあり、1日の間で投与する時間と投与しない時間を設けて交互に実施する方法である。

　経腸栄養剤の投与時間は、経腸栄養の種類にかかわらず、長時間を要し、その間、同一体位になることも多いため、褥瘡発生のリスクが高まる。また、投与後も、胃食道逆流を予防するために、セミファーラー位程度に、上半身を挙上した体位を2時間程度維持することもある。褥瘡予防のための体圧分散を工夫したポジショニングが重要となる。

　経腸栄養管理では、特に栄養剤の投与時の消化器系合併症、胃食道逆流・嘔吐、栄養デバイス関連の組織損傷などに注意する必要がある。

　特に、消化器合併症の1つである下痢は、仙骨部や臀部の褥瘡発生の危険因子となるため、下痢がみられた場合は、表16に示したような対策を早急に講じる必要がある。下痢の原因精査も重要であり、例えば投与を1日中断して変化がなければ服用している薬剤の影響なども考慮する。

表16　経腸栄養剤投与時の下痢予防策

- 栄養剤、およびコンテナの細菌汚染の有無を確認する
- 乳糖不耐症の有無を確認する
- 肝・胆・膵領域の障害（消化不良）の有無を確認する
- 投与速度を減速する
- 食物繊維使用の有無を確認する
- 消化態栄養剤を使用する
- 栄養剤投与を一時的に中止する（L-グルタミンのみの投与を考慮）

● 経腸栄養と消化器系合併症

経腸栄養に関連した主な消化器系合併症として、腹痛や腹部膨満、下痢、胃食道逆流・嘔吐が挙げられる。これらの原因と予防・対策は以下のとおりである。

①腹痛・腹部膨満の原因と対策

腹部症状とその程度が、経腸栄養の施行と明らかな関連性があるかどうかが焦点となる。

以前は対策として、教科書などでも投与時に栄養剤を体温程度に加温するといったことが記載されていたが、これは従来の栄養剤が冷蔵庫などでの冷所保存を要したためである。冷えすぎた栄養剤を投与すると、腸蠕動が促進されるので、投与時に体温程度に加温する必要があった。

現在では、ほとんどの製品が常温保存であり、また投与前に加温したとしても、投与中に室温に戻ってしまう。加温することによって、栄養素の変性や喪失、特にビタミンの失活が起こることに加え[5]、細菌の繁殖条件が整うことで、腹部症状の原因にもなりうる。

②下痢の原因と対策

下痢は、排便回数の増加だけではなく、便中の水分量が200mL以上、または便の重量が200gを超える状態と定義される[6]。健常人は、通常2L/日の水分を摂取し、唾液や胃液など上部消化管で約7Lが分泌され、合計約9Lが小腸に流入するが、約70%は小腸内で、残り20%は右側結腸で吸収され、便の一部となる水分量は100mL～200mLにすぎないことに留意し検討する。

経腸栄養施行時における急性下痢症の原因は多彩であり、感染性下痢の鑑別を試みたうえで、先ほどの表16に示したように、栄養剤の細菌汚染、消化吸収不良、浸透圧性下痢、抗菌薬関連下痢症など病態を鑑みた対処が原則となる。また栄養剤の投与先が胃幽門部より肛門側の場合では、投与速度に依存した下痢が必ず生じる。常に投与速度の関与を意識し、下痢の原因に応じた対応を行う。

栄養剤の特徴と下痢

栄養剤は、原材料の違いにより天然濃厚流動食と人工濃厚流動食に分けられ、さらに人工濃厚流動食はタンパク質の違いから成分栄養剤、消化態栄養剤、半消化態栄養剤に分類される。現在、半消化態栄養剤は、市場で販売されている栄養剤の9割を占めており、さらに特定の疾患や病態に適した特殊組成の病態別経腸栄養剤がある。

病態別経腸栄養剤は、生理的機能に作用するが、用いられている栄養基質や栄養組成上の問題で下痢が生じることがある。

栄養剤の選択において、第一のポイントは消化吸収能を評価し、それに合致した栄養剤を選ぶことである。この消化吸収能の1つの指標が下痢であるが、投与した栄養剤に含まれるタンパク質、脂質、糖質といった3大栄養素の質と比率は、下痢の原因とその対策を考える上で重要な情報となる。

下痢の際、選択した栄養剤のタンパク質が消化態あるいは半消化態のどちらか、また脂質を構成する脂肪酸の種類や比率、さらに難消化性糖質の含有量などを確認し、療養者の病態を踏まえて十分な消化吸収が可能な状態であったの

かを再評価する。特に病態別経腸栄養剤は、3大栄養素の質と比率に、大きな違いがあることが特徴でもある。

表17に下痢の原因となる栄養剤の特徴と下痢への対応についてまとめた。

③胃食道逆流・嘔吐の対策

誤嚥性肺炎の原因にはさまざまな要因が考えられる[7]。その中でも胃食道逆流・嘔吐に起因した肺炎は致死的なメンデルソン症候群を起こすことがあり、消化器系合併症として最も注意しなければならない。不顕性誤嚥などに伴う誤嚥性肺炎と鑑別し、安易な経腸栄養施行の中断はベネフィットを損なうことにもなる。不顕性誤嚥の予防のためにも口腔ケアを徹底することがきわめて重要となる。

一方、胃食道逆流・嘔吐の対策として、上半身挙上の体位、低速（持続）投与、消化管運動賦活剤、胃幽門後投与（空腸アクセス）、半固形状流動食の使用などが挙げられる。

消化管運動の対策（消化管運動賦活薬）

消化管運動と胃食道逆流・嘔吐の関連性より、従来は胃内残量（GRVs：gastric residual volumes）を測定し、投与量を調整することがルーティンとして行われてきた。

具体的にはGRVsが多量に吸引された場合は、前回投与した栄養剤が消化されず、胃内に貯留していることを示す。腸蠕動の低下が疑われるため、GRVsを栄養剤の投与量の変更や中断を判断する指標にするというものである。

しかし最近になりGRVsによる評価が変わってきた。各ガイドラインで、ICU患者に対して、他の不耐性の所見がないにもかかわらずGRVsが500mL未満にならないという理由だけで経腸栄養剤の投与を遅らせるのは避けるべきであり、GRVsが200～500mLの場合は胃食道逆流による誤嚥によって肺炎になってしまうおそれがあるため、そのリスクを減らす対策につながるかもしれないが、ルールとしての経腸栄養の中断は行うべきではないとされる[8-10]。

胃食道逆流の抑制に有効とされる消化管運動賦活薬としては、モサプリドクエン酸円水和物、エリスロマイシン、メトクロプラミド、ナロキソン塩酸塩が知られているが、エリスロマイシンとナロキソン塩酸塩で経腸栄養投与量を増加できたと報告されている[11,12]。また、六君子湯や大建中湯の漢方薬では、特に重症患者での十分なエビデンスは確立しておらず、慎重に評価して用いる。

半固形状流動食

粘度のある半固形状流動食の投与による胃食道逆流・嘔吐の対策として、十分なエビデンスはなく、胃食道逆流に起因した化学性肺炎や窒息などのリスクを考慮したうえで施行すべきである。

ただし、わが国の社会環境を背景として半固形状流動食の製品は増え、2009年に日本栄養材形状機能研究会に報告されたアンケート調査結果では、回答した281施設のうち124施設（21.6％）が、半固形状流動食の導入によって肺炎を繰り返さないとの回答があった[13]。今後、質の高い研究報告が待たれる。

胃幽門後投与

胃内投与における対策を施行しても胃内排出の遅延、胃内貯留、嘔吐などの改善が困難な場合に、経腸栄養のカテーテル先端を可能な限りトライツ靭帯より先の空腸内、あるいは十二指腸水平脚に留置する手法が選択肢の1つとしてある。

●栄養デバイス関連の組織損傷

経鼻胃管には経腸栄養のカテーテルのように注入専用の製品と、消化管内の減圧や排液に用いられる製品がある。後者は太径で硬い素材のものが多い。

留置されたカテーテルの素材が硬く、また太径であることが原因で、鼻腔や咽頭、また胃内などに組織（粘膜）損傷が生じることがある。

カテーテルの口径は、成人の場合は5Fr程度から使用可能で、栄養剤の粘度の違いによって選択するが、より細径のほうが嚥下に及ぼす

表17　下痢の原因となる栄養剤の特徴と下痢への対応

栄養剤の特徴		下痢への対応
浸透圧	●血清浸透圧（約290mOsm/L）より高い浸透圧の栄養剤を投与することにより、小腸内で多量の水分流出が起こり、腸蠕動が亢進され、腹痛や下痢の原因となる ●成分栄養剤、消化態栄養剤では、消化を必要とせず吸収が比較的早いが、浸透圧が高い ●半消化態栄養剤の浸透圧は、血清浸透圧近くに調整されたものが多いが、糖尿病に用いる栄養剤の一部では、急激な血糖の上昇を抑える目的で、吸収速度が緩慢なパラチノースを使用しているものがあり、下痢のリスクがある	●消化吸収を鑑み、栄養剤の投与速度を減速する
濃度	●高濃度栄養剤の中でも浸透圧を抑えたものがあり、こういった栄養剤では脂質エネルギー比が高くなっている ●脂肪制限が必要な疾患での使用や、高脂肪食に伴う下痢に注意が必要となる	●高濃度栄養剤では、容量を減らせるため、その分栄養剤の投与速度を減速することができる。投与速度に依存した下痢に対して有効
脂質	●呼吸不全や腎不全、一部の耐糖能異常症例に用いられる栄養剤は、脂質含有量の多いものがあり、高脂質に伴った下痢をしばしば認める ●栄養剤に含まれる脂肪酸の種類によっても、吸収率が変わる	●脂肪含有量、含まれる脂肪酸の種類を確認する ●脂質成分のなかでも、中鎖脂肪酸は胆汁酸や消化酵素がなくても吸収でき、直接肝臓で分解されるという特徴があるため、呼吸不全や腎不全、糖尿病の疾患があっても効率よく消化吸収される
乳糖	●乳糖不耐症*など、乳糖を消化吸収できずに著しい下痢をきたす場合がある	●栄養剤の原材料を確認し、乳糖を含まないものを選択する
食物繊維	●食物繊維（プレバイオティクス）の質や量によっても下痢となる ●食物繊維には、根菜類に含まれる不溶性食物繊維と、海藻類や果物などに含まれる水溶性食物繊維がある。水溶性食物繊維は腸内の水分を吸収し、便をやわらかくする効果があり、1日の適切な摂取量は10〜20gとされる。取り過ぎることで下痢にいたる場合がある	●食物繊維の含有量を確認し、過剰な摂取を避ける ●水溶性食物繊維やオリゴ糖は、腸内細菌によって短鎖脂肪酸となり、腸内を弱酸性に保つなど、有害菌の発育を抑制し、下痢や便秘に対する有効性が明らかとなっている

＊乳糖不耐症：消化酵素のラクターゼが欠乏しているために起こる

影響が少ない。そのため8Fr以下の栄養チューブが推奨される。さらに径の表示は外径を示しており、素材によって肉厚が異なる。比較的やわらかいとされるシリコン製では内径が狭い製品があり閉塞の原因となりうる。

＊

消化器系合併症でも、下痢の際は安易に経腸栄養を中止せず、原因検索を行うことで、対策への糸口がみつかることがある。また近年、栄養療法に関するエビデンスが集積され、ガイドラインが急速に整備されてきた。ルーティンで行ってきた慣習を見直し、根拠があり成果が出せる投与法を検討することが重要である。

4）静脈栄養

静脈栄養には、中心静脈栄養と末梢静脈栄養がある（図13）。中心静脈ルートからは、生命維持に必要十分な高カロリー輸液や各種栄養素を投与することができる。一方、末梢静脈ルートでは、高浸透圧となる高カロリー輸液を投与することができないため、末梢静脈栄養法のみで長期となった場合は、LBMを主とした体重減少を起こす。

いずれにしても腸管を長期間使用しない場合には、バクテリアルトランスロケーションをきたすおそれがあるため、腸管粘膜の萎縮予防のためにL-グルタミンをはじめとした栄養基質の投与を少量でも併用することが予防策となる。

静脈栄養に応じたケアでは、適切なカテーテル管理を行い、カテーテル関連血流感染症（CRBSI: catheter-related blood stream infection）に注意することが最も重要である。在宅療養者や家族に、適切な管理方法についての教育指導は繰り返し行い、些細な疑問にも対応することが求められる。特にルートを接続するハブの消毒方法と衛生管理が肝要である。

血流感染を起こすと、敗血症から致命的になることもあり、高熱が続く場合は、水・電解質の補給を行ったうえで、カテーテル抜去などの処置を検討することになる。

また、中心静脈栄養では、微量元素の不足に留意し、必要に応じて微量元素製剤を投与する。特に、亜鉛は創傷治癒に重要な役割を果たすため欠乏に注意する。

図13　静脈栄養の種類

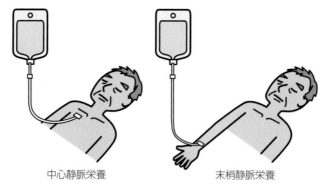

中心静脈栄養　　　　　末梢静脈栄養

中心静脈栄養は、生命維持に必要な高カロリー輸液や各種栄養素を投与することができる。末梢静脈栄養は、高カロリー輸液の投与はできず、使用は短期間となる

5 在宅での食支援の実際

1) 食支援の基本

在宅での食支援は、支援の対象となる療養者が、どのように暮らしたいか、そのための生活課題は何かを多職種で共有することから始まる。本人や家族の意向を受け止め、その想いに沿った支援を行うことが重要な視点となる。例えば、「嚥下障害あり」との情報で訪問した療養者の問題が、飲み込み以外にあることは少なくない。

まず、在宅療養者の食事・栄養の問題点のアセスメントを行う。食事摂取量（何をどのくらい）、嗜好、食形態、食環境、食事準備、食事中の姿勢・状態、食前後の様子、むせや咳など、見るべき項目は多岐にわたる。アセスメントした内容をもとに栄養診断をし、問題に対するゴールを設定する。そのうえで、栄養介入、モニタリングを切れ目なく継続して行っていく（図14）。

同じような嚥下機能でも、その人の状況により自ずとゴールは異なるため、具体的な食支援の内容も異なる。個々のゴール設定は、栄養介入の目的や目標を明確化し、また、栄養診断と整合性をとることがポイントとなる。

これら一連の介入は、リハビリテーション栄養ケアプロセス[14]を活用することで、体系的に質の高い実践が可能となる。摂食・嚥下障害者への食支援の視点を表18に示す。

2) 摂食・嚥下障害がある場合の食支援

● 食形態の調整

咀嚼や嚥下機能が低下している場合、噛みにくい食材や飲み込みにくい食材に注意する必要がある（図15）。噛みにくい食材には、加熱してもやわらかくなりにくいものや硬いものなどがある。また飲み込みにくい食材では、さらさらした液状のものやすすって食べるものなどがある。飲み込みやすい食形態となるよう、図16に示した「食材の密度」「粘度と凝集性」「変形とすべり」「付着性」を意識し、準備するとよい。また、障害のある部分を補完できるよう

図14 リハビリテーション栄養ケアプロセス

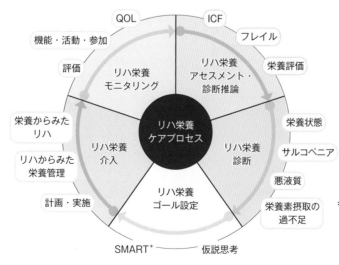

*SMARTとは、ゴール設定において考慮すべき以下のポイントの頭文字をとったもの。S：具体的（Specific）、M：測定可能（Measurable）、A：達成可能（Achievable）、R：切実な（Relevant）、T：期限付き（Timed-bound）

西岡心大：リハビリテーション栄養ケアプロセス. リハ栄養 2017：1（1）：18. より転載

表18　摂食・嚥下障害者への食支援の視点

食事に関する直接的な課題	全身状態
●栄養経路、食事形態（主食、副食の形態、水分補給方法）	●BMI、体重変化
●食事回数	●誤嚥リスクの有無
●自力摂取の可否	●肺炎の既往の有無
●食事の姿勢	●認知症の有無
●一口量	●活動量の程度
●摂取方法（交互嚥下など）	●下痢、便秘の有無
●食事時間	●薬剤の使用の有無と、種類・量・内服方法
●食事摂取量	●サルコペニアの有無、栄養状態
●栄養補助食品使用の有無	●既往歴、現病歴の摂食嚥下機能への影響有無
●食事中や食後のむせの有無	●検査結果（血液・尿・便・身体機能）
●口腔内の状態、う歯や義歯の有無	**食環境課題**
●嗜好・偏食	●キーパーソンは誰か
	●調理担当者は誰か
	●食事介助の有無と方法
	●口腔ケア（実施タイミング・方法、口腔乾燥、保湿剤使用有無）　　　など

図15　注意する食材（咀嚼・嚥下しにくい食べ物）

加熱してもやわらかくなりにくいもの
- いか
- 貝類
- ちくわ
- かまぼこ
- こんにゃく
- ハム
- きのこ
- ねぎ　など

ペラペラしたもの
- のり
- レタス
- 薄く切ったきゅうり
- みつば
- わかめ
- など

酸っぱいもの
- レモン
- 酢の物
- 柑橘系のジュース　など

すすって食べるもの
- 麺類（そば、ラーメン、うどんなど）
- お茶漬け　など

たまにしか食べないもの
- もち
- 赤飯　など

液状のもの
- みそ汁
- ジュース
- お茶
- 水
- スープ
- など

粉の付いた菓子
- きなこ棒
- 大福もち　など

硬いもの
- さくらえび
- するめ
- たこ
- たくあん
- りんご（皮ごと）
- 分厚い肉
- ごま
- 堅焼きせんべい
- らっかせい（ピーナッツ）
- いり大豆（節分の豆）　など

バサバサしたもの
- パン
- クッキー
- ゆで卵の黄身
- 焼き魚
- ふかしいも

ボロボロ・バラバラしたもの
- チャーハン
- ピラフ
- そぼろ
- ふりかけ　など

水分の出るもの
- 凍り豆腐（高野豆腐）
- がんもどき
- 果汁が多い果物（すいか）　など

繊維の強いもの
- れんこん
- ごぼう
- たけのこ　など

滑りのよすぎるもの
- 寒天ゼリー
- ところてん　など

喉にはりつくもの
- もなかの皮
- ウエハース　など

噛みにくい食材　←　　　　　　→　飲み込みにくい食材

図16　飲み込みやすい食形態４か条

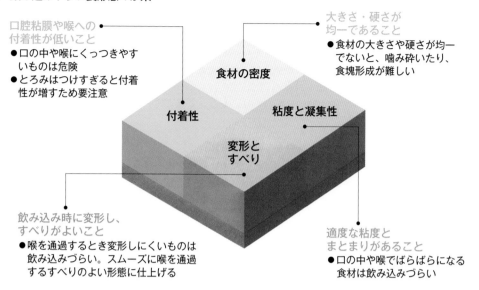

口腔粘膜や喉への
付着性が低いこと
- 口の中や喉にくっつきやすいものは危険
- とろみはつけすぎると付着性が増すため要注意

大きさ・硬さが
均一であること
- 食材の大きさや硬さが均一でないと、噛み砕いたり、食塊形成が難しい

食材の密度

付着性

粘度と凝集性

変形と
すべり

飲み込み時に変形し、
すべりがよいこと
- 喉を通過するとき変形しにくいものは飲み込みづらい。スムーズに喉を通過するすべりのよい形態に仕上げる

適度な粘度と
まとまりがあること
- 口の中や喉でばらばらになる食材は飲み込みづらい

図17　食形態の選択方法*

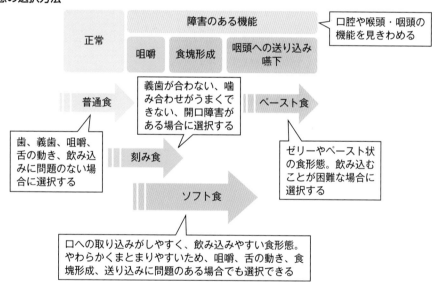

障害のある機能

口腔や喉頭・咽頭の機能を見きわめる

正常

咀嚼　食塊形成　咽頭への送り込み嚥下

普通食

義歯が合わない、噛み合わせがうまくできない、開口障害がある場合に選択する

ペースト食

歯、義歯、咀嚼、舌の動き、飲み込みに問題のない場合に選択する

刻み食

ゼリーやペースト状の食形態。飲み込むことが困難な場合に選択する

ソフト食

口への取り込みがしやすく、飲み込みやすい食形態。やわらかくまとまりやすいため、咀嚼、舌の動き、食塊形成、送り込みに問題のある場合でも選択できる

な食形態を選択する（**図17**）。

①調理の工夫

　調理のポイントは、噛みやすくする、やわらかくする、飲み込みやすくする、誤嚥しにくくするなどである（**表19**）。

　また、褥瘡を有する療養者で嚥下障害もみられる場合は、食事摂取量が十分に取れないことも多い。少量かつ高栄養で、効率的に栄養補給ができるようエネルギーアップを行い、低栄養

を改善する工夫も合わせて考慮する（**表20**）。

②実際の食事づくり（簡単な調理方法）

　食事ケアには、食材の調達（買い物）や調理、配膳、食事、片づけ、台所の衛生管理など、さまざまな手順が必要となる。さらに、療養者の状態に応じたメニューや料理法も必要になってくる。

　実際の食事づくりでは、こうした準備や片付けにおいて、介護者の負担を軽減することも大

*図17は、髙﨑美幸：在宅の栄養ケア～「食」の視点から考える～. WOC Nursing 2020：8（4）：67.（初出）をもとに加筆・修正したものである。

表19　調理のポイント

噛みやすくする	●切り方、調理法を素材に合わせて調整する ・野菜：皮はできるだけ取り除き、繊維を断つ切り方をする ・果物：薄く切ったり、すり下ろしたりする ・魚介（いかやえび、ほたてなど）：身をすりつぶす、細かく切り込みを入れる ・肉：筋切りをしたり、たたいて薄く均一にする
やわらかくする	●すりおろす ●つぶす（加熱して熱いうちに行う） ●蒸す（水分を逃さないため、素材が硬くなることを防ぐこともできる） ●煮込む ●漬ける（麹やパインアップルなど酵素を利用）
飲み込みやすくする	●口の中で食材がばらばらになることを防ぎ、スムーズに喉を通るようにする ・片栗粉やコーンスターチ、小麦、ゼラチンなどを使用して、とろみをつける ・マヨネーズやドレッシングなどの油脂、または卵などをつなぎとして利用し、食材をまとめる
誤嚥を防ぐ	●お茶やジュース、みそ汁など水分の多い食材にはとろみをつける ●パサパサする食材は、水分を含ませやわらかくする（例：食パンは卵や牛乳を混ぜた液につけフレンチトーストにする、など） ●繊維が多い食材は、煮て裏ごしたり、ミキサーにかけゲル化させる。また、そもそも食材として用いない ●のりや青菜、もちなど、口腔内に付着しやすい食材も、煮て裏ごしたり、ミキサーにかけゲル化（ゼリー状、固体）させる。もちは米やいも類など他の食材で代用する方法もある ●ゆで卵やふかしいも、大豆など喉に詰まりやすい食材は、マヨネーズなどの油分を利用し、まとめる。大豆は納豆にするなど、代用も検討する

切である。例えば、すり鉢やすりこぎ、フードプロセッサー、コンパクトミキサー、電子レンジなどを使用し、できるだけ効率よく行うように指導することも重要である。

また、つくり置きや市販品も積極的に取り入れる。だしはまとめてとり、冷蔵庫や冷凍庫で保存しておけば、1週間ほど利用できる。顆粒だしやめんつゆを活用してもよい。

日持ちのする市販品や缶詰の他に、レトルト食品や加工食品も活用し、調理の負担軽減と療養者の栄養維持を両立できるような支援が求められる。

③介護用食品の活用

介護用の食形態調整に慣れないうちや、家族が仕事で忙しいなど調理ができない場合には、介護用食品の利用も有効である。市販の介護食品では、利用する人の咀嚼・嚥下の機能に適した区分（分類）の表示がされている（図18）。スーパーなどで入手しやすいUDF（ユニバーサルデザインフード）やスマイルケア食の取り入れ方を療養者や家族にアドバイスしておくと役立つことが多い（図19）。

また、介護用食品は日もちがするため、毎日の食事用としてだけでなく、災害用の非常食としても備蓄しておくと、いざというときに役立つ。

④食器・食具の工夫

なるべく自力摂取ができるよう、自助具・自助食器を用いることもある（図20）。自助用に開発されたものは、一般に高価（食器・食具と

表20　食事の一工夫で、効率的な栄養介入を行う方法

エネルギー量を増やす	●食事回数、食事量を増やす ●間食（補食）の内容を見直す ●栄養補助食品を活用する ●食材や調理方法を工夫する（マヨネーズやドレッシングを利用する、バターや生クリームといった乳製品で調理する、油で揚げる、など） ●ココナッツオイルや中鎖脂肪酸（MCT）を取り入れる
低栄養を改善する	●食事に油分、はちみつ、あんなどを添加し、少量でも高栄養にする ●調理方法を工夫し、栄養アップを図る（例：食パンをパン粥やパンプディングに変更する） ●たれやソースを追加する（ホワイトソースやタルタルソース、照り焼きのたれ、練りごまだれ、みそだれなど） ●香辛料を使用し、食欲を刺激する ●療養者が好むもの、食べたいものを用意する 　・ただし、タイミング・嗜好への配慮を行うことが重要である。体調が悪いときは、おいしく感じることができず、挫折感を残してしまう。次回から食べようとしない場合もある。 　・こだわりのある食品は類似品では代用がむずかしい ●丼物やワンプレートで集中して食べられるようにする ●外で食べる、気の合う仲間と一緒に食事するなどし、気分転換を図り楽しく食べてもらう

図18　咀嚼・嚥下食の統一分類

	既存の民間規格				統一分類	
固	学会分類2013	嚥下食ピラミッド	高齢者ソフト食	UDF区分		かむことに問題がある人向け
	（該当なし）	（該当なし）	高齢者ソフト食1 （弱い力でかめる）	区分1 （容易にかめる）	5	
	嚥下調整食4	L4 （移行食）	高齢者ソフト食2 （歯ぐきでつぶせる）	区分2 （歯ぐきでつぶせる）	4	
固さ	嚥下調整食3 （多量の離水がない）	L4 （移行食）	高齢者ソフト食3 （舌でつぶせる）	区分3 （舌でつぶせる）	3	
	嚥下調整食2-2 （不均質なものを含む）	L3 （嚥下食III）	（該当なし）	区分4 （かまなくてよい）	2	
	嚥下調整食2-1 （均質なピューレ・ペースト・ミキサー食など）	L3 （嚥下食III）	（該当なし）	区分4 （かまなくてよい）	2	飲み込むことに問題がある人向け
	嚥下調整食1j （均質で離水に配慮したゼリー・プリン・ムース状）	L1・L2 （嚥下食I・II）	（該当なし）	区分4 （かまなくてよい）	1	
	嚥下訓練食品0t （とろみ水）	L3の一部 （とろみ水）	（該当なし）	（該当なし）	0	
軟	嚥下訓練食品0j （均質なゼリー）	L0 （開始食）	（該当なし）	（該当なし）	0	1

注1　学会分類2013：日本摂食・嚥下リハビリテーション学会
注2　t：とろみ（thickness）、j：ゼリー（jeiiy）
注3　UDF：ユニバーサルデザインフード
農林水産省：日本農林規格の制定について「そしゃく配慮食品」. 2016：11. より引用
https://www.maff.go.jp/j/jas/kaigi/pdf/h280629_jas_tyou_siryo3.pdf（2020/7/27アクセス）

図19　スマイルケア食の選び方

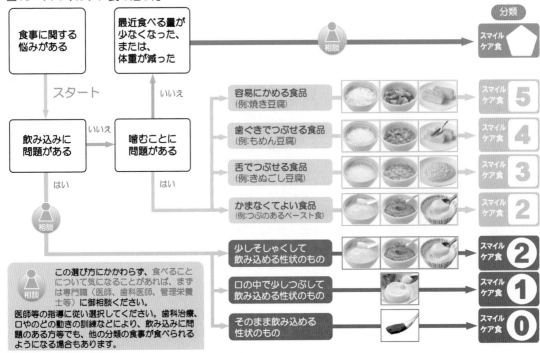

農林水産省：スマイルケア食（新しい介護食品）．より引用
https://www.maff.go.jp/j/shokusan/seizo/attach/pdf/kaigo-44.pdf（2020/7/27アクセス）

図20　さまざまな自助食器と自助具

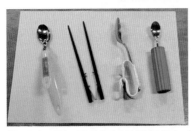

握りやすい柄やバネの力で食材が挟みやすいスプーン・箸などがある。手指を曲げづらかったり、握力が弱い場合でも扱いやすい

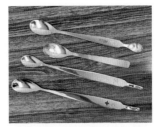

食事介助や自力摂取を考慮して開発されたスプーン。一口量が多くなることを防げる。また柄が長く、持ちやすさ、すくいやすさ、口への運びやすさに配慮されている

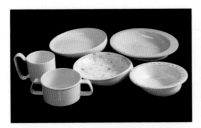

片方が深底になっており、食具で押さえることですくいやすい皿。取っ手が大きく、持ちやすいコップ

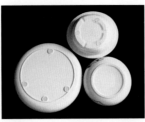

皿の底部には、滑りにくいように、シリコンゴムが付いている。こうした皿がない場合は、100円ショップのすべり止めマットや陶器の重い皿で代用することもある

表21　食欲不振の原因

- 食べ物の通り道の疾患（食道、胃、腸）
- 肝臓や膵臓の疾患
- 腎臓、心臓、呼吸器の疾患（慢性腎不全、うっ血性心不全、COPD（慢性閉塞性肺疾患））
- 脳や神経の疾患（脳血管障害）
- ホルモンの疾患（甲状腺機能低下症）
- 悪性腫瘍
- 感染症（結核、肺炎）
- 膠原病（関節リウマチ）
- 摂食障害（拒食）
- 精神的負担（不安、心理的ストレス、心身症、うつ病、精神疾患）
- 全身状態不良（強い倦怠感、発熱、疼痛）
- 薬剤性（市販薬、処方薬）
- 噛む、飲み込みの障害（高齢、義歯不適合、口腔術後）

も1個2,000円前後）なため、導入にあたっては在宅ケアにかかわるスタッフや療養者・家族と相談する必要がある。

実際には、100円ショップや雑貨店などで、持ちやすさ、すくいやすさ、大きさ、重さ、長さ、安定感、滑りにくさなどを考慮し、求める食具の特徴に近い市販の商品を探して使用することもある。

⑤食欲不振時の工夫

食事が進まないときには、何らかの理由がある（**表21**）。食欲がないからといって、例えばおかゆを用意するといった対処方法は、在宅では推奨できない。

原因を特定し、その原因を解決する方法を考えることを優先する。嗜好を考慮し、タンパク質の多いものを摂れるようにメニューを検討することも必要である。また、気分のよいときであれば食事が進む場合もあるので、療養者の様子を観察し、食のタイミングを計るとよい。

食感や視覚で食欲を刺激するような工夫や栄養補助食品の利用も大切である。比較的好まれるメニューは、アイスクリームや寿司、そうめん、果物などである。食環境（食べる場所・一緒に食べる相手など）を調整し、楽しく食事ができるようにする。

食支援は療養者の生活背景・食歴を大切にし、専門職としてできることを探し、実践することが重要である。

6　口腔ケアの重要性

特に経腸栄養施行時には、適切な口腔ケアを行う必要がある。口腔ケアは口内の汚れを取り除くことにとどまらず、摂食嚥下リハビリテーションの間接訓練の意味合いも含んだ、在宅療養者にとっても欠くことのできないケアである。

摂食の可否・程度にかかわらず、口腔ケアを実施することは、高齢者に起こりがちな誤嚥性肺炎の予防にもつながる（**表22**）。

経腸栄養中の療養者の口腔ケアは、絞扼反射（または催吐反射）による逆流性誤嚥を防ぐため、経腸栄養実施前、あるいは実施後30分以上経過してから行う。半固形状流動食投与の際も経腸栄養実施前後に行うが、栄養剤が胃から腸に完全に移行するのに2時間ほどかかるため、

表22　口腔ケアの意義

- 唾液による自浄作用を促し、ブラッシングなどによるプラークコントロールをはかり、口腔内細菌数を減らし、唾液誤嚥による誤嚥性肺炎を予防する
- 嚥下反射と咳反射を促進させることで誤嚥性肺炎を予防する
- 廃用性萎縮予防、口腔機能改善をはかる
- 呼吸と発声機能を向上させ、言語および非言語（表情）によるコミュニケーション能力を改善する
- 歯の調整、義歯の装着等による咬合力向上と顎位の安定化で、
  - ・咀嚼や食塊の形成・咽頭への送り込みがスムーズになり、経口摂取が可能になる
  - ・より高い食事形態の摂取が可能になり、栄養状態と精神状態の改善につながる
  - ・動作時に奥歯を噛みしめて踏ん張れ、バランス能力を改善させ、結果としてADL（activities of daily living：日常生活動作）が向上する

重栖由美子：経管栄養・胃瘻・腸瘻の患者. エキスパートナース 2013；29（14）：83. より引用

表23　口腔ケアの一般的な手順

1. 体位を整える（ベッド状で行う場合は、ベッド角度30〜45°程度で上半身を挙上する）
2. 口腔内の粘膜を水や保湿剤で保湿する
3. ブラッシングを行う（歯ブラシや歯間ブラシで汚れを落とす。デンタルリンスも使用する）
4. スポンジブラシや口腔ケア用のウェットティッシュなどで口腔内を軽く拭き取る（粘膜ケア）
5. 含嗽や拭き取りで汚れを取り除く（人工呼吸器装着時などは、吸引器具などで洗浄・吸引する）
6. 再度、保湿剤などを使用して口腔内を保湿する（口腔の自浄性が低下している場合に、清浄化を維持する効果がある）

終了後2時間以上間をあける必要がある。

口腔ケアの回数は、最低1日3回、朝、日中、就寝前に行う。口腔ケアの一般的な手順を**表23**に示す

引用文献
1. 平成27年度厚生労働科学研究特別研究（班長：鈴木隆雄（国立長寿医療研究センター理事長特任補佐））
2. National Pressure Ulcer Advisory Panel and European Pressure Ulcer Advisory Panel：Prevention and treatment of pressure ulcers: clinical practice guideline. National Pressure Ulcer Advisory Panel, Washington DC, 2009.
3. Ohura T, Nakajo T, Okada S, et al：Evaluation of effects of nutrition intervention on healing of pressure ulcers and nutritional states：randomized controlled trial. Wound Rep Reg 2011；19：330-336.
4. 日本腎臓学会編：慢性腎臓病に対する食事療法基準2014年版. 日腎会誌 2014；56（5）：553-599.
5. 佐川賢一：経腸栄養剤調整後の管理：細菌学的検討. JJPEN 1985；16（6）：962-964.
6. 飯田三雄：断の指針・治療の指針 下痢-診療の手順と要点. 綜合臨牀 2007；56（3）：581-582.
7. Toshie M, Shinji T, Nanako T, et al：Risk Factors for Aspiration Pneumonia in Older Adults. PLoS One 2015：10（10）：e0140060.
8. 日本集中治療医学会重症患者の栄養管理ガイドライン作成委員会：日本版重症患者の栄養療法ガイドライン. 日本集中治療医学会雑誌 2016；23：185-281.
9. Society of Critical Care Medicine (SCCM) and American Societyfor Parenteral and Enteral Nutrition (A. S.P.E.N.)：Guidelines for the Provision and Assessment of Nutrition Support Therapy in the Adult Critically Ill Patient. JPEN 2016；40（2）：159-211.
10. 日本静脈経腸栄養学会編：静脈経腸栄養ガイドライン（第3版）. 照林社, 東京, 2013：115-117.
11. Reignier J, Bensaid S, Perrin-Gachadoat D, et al：Erythromycin and early enteral nutrition in echanically ventilated patients. Crit Care Med 2002；30：1237-1241.
12. Meissner W, Dohrn B, Reinhart K：Enteral naloxone reduces gastric tube reflux and frequency of pneumonia in critical care patients during opioid analgesia. Crit Care Med 2003；31：776-80.
13. PEGドクターズネットワーク, 日本栄養材形状機能研究会：PDNリサーチ 胃瘻に関する全国調査 第4回「胃瘻と栄養についてのアンケート」調査結果. http://www.peg.or.jp/news/research/peg-n04.pdf（2020/7/27アクセス）
14. 西岡心大：リハビリテーション栄養ケアプロセス. リハ栄養 2017；1：17-21.

参考文献
1. 日本静脈経腸栄養学会編：静脈経腸栄養ガイドライン（第3版）. 照林社, 東京, 2013.
2. 日本栄養士会監修, 木戸康博, 中村丁次, 小松龍史編：栄養管理プロセス. 第一出版, 東京, 2018.
3. 岸本裕充：人工呼吸器関連肺炎（VAP）のアセスメントと予防・ケアのための具体的技術. エキスパートナース 2013；29（14）：39-46.

関節拘縮のある療養者のリハビリテーション

Point

- 関節拘縮は褥瘡を発生させる一因となる。関節拘縮を予防するために、1日1回は他動運動を行う
- 他動運動は、理学療法士や作業療法士に訪問してもらい、専門的な指導を受けることが望ましく、特に家族に指導する場合は、家族介護者の負担にならない方法を説明する
- ポジショニングでは、筋緊張をやわらげることを重視し、療養者の状態に応じた対応を行う

1 関節拘縮のリハビリテーション

関節拘縮は、その成因によって、皮膚性拘縮、結合組織性拘縮、筋性拘縮、神経性拘縮、関節性拘縮に分類される。特に、結合組織性や筋性拘縮を予防するためには、初期からの他動運動が有効である。

最初に、関節の可動域制限の程度と原因を確認する。その後、目的とする関節に近い部分を保持して、皮膚・筋などの伸張具合を確認するとともに、関節内での骨の動きも意識する。他動的に伸張している手に、伸張に伴う抵抗感を感じる程度にとどめ、暴力的な伸張は避けなければならない。

他動運動は、1日1回は行うことが望ましい。1回に何度も動かすより、1日に複数回動かすようにするほうが効果的である。

●膝の伸展

できるだけ下腿を膝の近くで持ち、下腿の前方への引き出しを誘導しながら、膝関節を伸展させる。膝窩部に当てている手で膝後面の腱の伸張具合を感じ、腱がピンと張り抵抗感を感じる程度で保持する（図1）。

●拘縮手指の伸展（図2）

指を握りしめた状態から伸ばす場合、手関節が背屈位（手の甲側に反った状態）のままではなく、まず、手関節を掌側に動かす。それだけでも、指を曲げる筋がゆるみ、指を伸ばしやすくなる。その後、小指側より手掌部をほぐすように、（介助者の）指を入れていき、他の指を伸ばしていく。拘縮が強くなってくると、手掌の溝がくっつき埋まってくるため、皮膚を引き裂かないように注意するとともに、小溝部分を拭くことも効果的である。

図1 拘縮予防の方法（膝伸展）

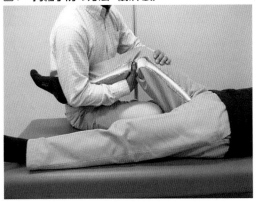

脛骨を引き出すようにしながら、膝を伸ばしていく

図2 拘縮手指の伸ばし方

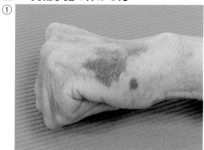

① 開始肢位

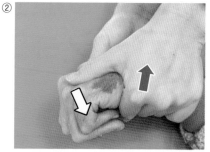

② 手関節部を持ち、手背を掌側へ押していくと屈曲筋がゆるみやすくなる

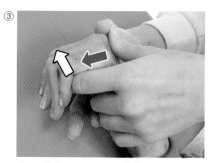

③ 手掌の皮膚をほぐすように伸張する

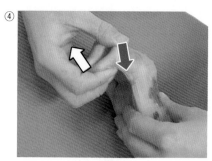

④ 順次、遠位の関節を伸張する

⇦ 力を入れる方向

⬅ 固定するための方向

要介護3以上で中等度以上の介護を必要とする場合や、日常生活自立度ランクB以上で、ベッド上で1日の大半を過ごす場合には、関節拘縮の発生リスクが高くなる。そのため、医師から理学療法士・作業療法士に訪問を依頼してもらい、適切な他動運動の指導を受けることが望ましい。

関節拘縮予防のための他動運動は、疼痛を伴うくらいがよいと誤解している人がいるが、それは正しくない。痛みは「これ以上動かせない」という信号でもあり、痛みを感じにくい人もいるので、痛みを感じない程度に行うことが重要である。

皮膚が脆弱な在宅療養者に対して関節可動域に関するケアを行った場合、衣服やおむつが原因でずれが発生することがある。新たな褥瘡発生が懸念されるため、他動運動後の皮膚観察は特に重要である（図3）。

家族に指導する際は、療養者が抵抗感をあまり感じない程度とし、関節可動域を拡大すると

図3 他動運動後に皮膚観察を怠っていたと考えられる状態

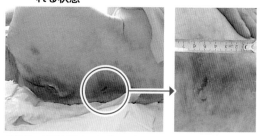

股関節の他動運動時にも動かし方によっては、腰部の皮膚までずれることがあるため注意する

いうよりは、屈曲している部分でしわになっている皮膚を伸ばす程度にとどめるよう説明する。伸張感を感じる程度まで動かすのは専門職に委ねるという判断も必要である。

② 関節拘縮のあるときのポジショニング

ポジショニングは、関節拘縮の程度に応じ、とりうる臥位姿勢ごとに検討する必要がある。クッションなどの挿入は、まず全身の筋緊張をやわらげることから考え、次に体の各部位について考えていく。体のどの部分をどのように支持すると筋緊張がやわらぐのか、理学療法士や作業療法士と相談しながら行うことが望ましい。

側臥位においては、体の傾きを定めた後、まずは肩の部分や骨盤が安定し、体がぐらつかないようにクッションを配置する。さらに、ベッドから浮いている下肢重量の保持ならびに両下肢の交差を解消するとともに、下肢の下面の接触面積を増やすようにクッションを配置する（図4）。

麻痺側の手指にハンドロールを持たせることがあるが（図5）、その刺激が手指の握り込みを誘発することがある。屈曲拘縮予防というよりも、指間の皮膚の接触、指先と手掌の接触などの予防と手掌部の通気を目的と考えたい。そのため、通気性がよく、硬すぎない材質のものを利用する。

尖足予防のために仰臥位の状態で足底に板やロールを入れていることがある。しかし、自動運動が多少でも可能な場合には、この状態から逃れるために、膝を曲げてしまい効果が薄く、足底への刺激が足関節の底屈を誘発し、尖足を助長することもある。尖足の原因の1つとして、掛け布団の重みもあり、防寒対策などを考慮しながら、布団の使用にも留意する。

麻痺側上肢を胸壁に押しつけた関節拘縮が褥瘡の原因になることもある。その予防としては、臥位の状態で上肢と胸壁との間にクッションを挿入する。この場合、麻痺側の肩から上肢全体の筋緊張をやわらげてから行う。仰臥位の場合、麻痺側の肩が下方に落ち込んでいると上肢の筋緊張が強くなりやすいので、まず肩甲骨の下にクッションを入れ、肩が胸郭より落ち込んでいない状態を作ったうえで、上肢の緊張がやわらいでから挿入する。

クッションを挿入する際は、強引に押し込まずに、挿入したクッションに療養者の体を戻していくようにすることが効果的である。クッションを押し込んでしまうと、皮膚への摩擦刺激、圧迫刺激が生じ、褥瘡発生のリスクを高める。また、関節を強引に動かしてしまうと、痛みや筋緊張を強くする原因となり、関節の動きを阻

図4 体幹下面へのクッション配置

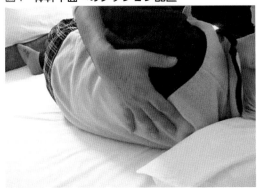

体幹の回旋角度を考え、体幹下面の空間を確認し、肩甲骨が下方へ落ちないようにした状態で、体幹後面の接触面積を増やすようにクッションを配置する

図5 ハンドロールの握らせ方

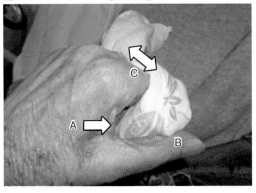

A：手掌部の通気を確保する
B：母指が他の指と向き合うようにする
C：指の間の紐などが当たる部位を変化させる

害することがあるため、注意が必要である。

　クッションやカバーは、通気性を確保し、よれてできるしわによる皮膚への刺激に配慮する。縁取りの縫製も刺激となるため、形状も確認しておく。

　関節拘縮の状態は1人1人異なるため、それぞれの関節拘縮の状態に応じた対応が必要となる。姿勢を保持しているクッションが当たっている部位にも褥瘡を引き起こす可能性があることを家族やかかわる人に理解してもらう必要がある。

③ 生活全体のリハビリテーション

　リハビリテーションの視点においては、関節拘縮を改善、予防することだけではない。また、ただ単に座位をとらせることだけが目的ではない。大切なことは、座位をとったうえで、どのような生活をするのか、ということである。

　座位姿勢が変わることで視界が変化する。視界が変化することで、例えば、食べようとするものが見やすくなり、食事への意欲、動作が向上する場合がある。また、日中、臥位のままでは天井ばかりを見る生活になるが、座位をとることで、外の景色を見られるようになる。このように座位をとることで生活の範囲が広がることからも、座位をとる目的を明確にすることが必要である。

　寝たきりとならないように生活の活性化をめざし、離床の促進を考える場合がある。座位をとることで、個々の日常生活における活動性が高まり、食事や排泄、さらには、社会交流を図るなどの展開が可能となる。生活圏が広がって

いくことは、療養者にとって有益ではあるが、離床自体が苦痛となってはならない。

　褥瘡が悪化しないように努めると同時に、痩せた筋肉で長時間座ることによって、臀部に疼痛が発生したり、円背などと相まって仙骨座りのようになってしまったりすると、体幹の重量が腰椎にかかり、腰痛を引き起こすことがある。臀部や腰部に疼痛が発生するような座り方では、座ること自体を拒否することにもつながるため、シーティングの考慮が必要である。

　体型と身体機能に適した車椅子の選択、そして、座面に対する骨盤の前後左右への傾斜角度、脊柱の前弯・後弯や側弯の状態などをアセスメントし、頭部と骨盤との位置関係を考えた支援が求められる。

参考文献
1. 板倉美佳, 堀田由浩, 三村真季, 他：下肢関節拘縮タイプ別ポジショニングの検討. 褥瘡会誌 2004；6（2）：154-161.

褥瘡の治療

褥瘡治療の概要

1　外用薬

　外用薬は有効成分である主薬と、直接創面に接する基剤から構成されている。基剤には水になじみにくい「油脂性基剤」と、水になじみやすい「乳剤性基剤」「水溶性基剤」があり、それぞれ保湿・保護作用、補水作用、吸水作用を示す。基剤の特徴は**表1**のとおりである。

　褥瘡外用薬の主薬の作用には、①抗菌作用、②壊死組織除去作用、③肉芽形成作用、④上皮形成作用がある（**表2**）。褥瘡治療においては、適切な湿潤環境を保つことが重要となるため、

表1　外用薬（基剤）の特徴

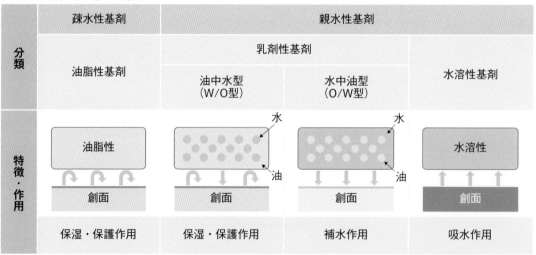

分類	疎水性基剤	親水性基剤		
	油脂性基剤	乳剤性基剤		水溶性基剤
		油中水型 （W/O型）	水中油型 （O/W型）	
特徴・作用	油脂性 創面	水 油 創面	水 油 創面	水溶性 創面
	保湿・保護作用	保湿・保護作用	補水作用	吸水作用

W（water）：水、O（oil）：油

髙橋愼一：外用薬－"これだけ知って"選択の基準．溝上祐子編著，褥瘡・創傷のドレッシング材・外用薬の選び方と使い方，照林社，東京，2018：23-31．を参考に作成

主薬の作用と、基剤の作用の両者を考慮して薬剤を選択する。感染している場合は創傷被覆材（ドレッシング材）よりも外用薬が汎用される。

外用薬使用時は、過敏症の既往を確認し、ゲーベン®クリームの銀中毒やヨウ素製剤（ユーパスタコーワ軟膏など）の甲状腺機能障害など全身性の副作用に注意が必要である。

褥瘡外用薬の場合はたっぷりと（厚さ約3mm程度）塗布し、滲出液の状況を踏まえて1日1回以上の塗布を行う（図1）。

表2　褥瘡外用薬の分類と作用

一般名	代表的な商品名	剤形	基剤の特徴	作用			
				抗菌	壊死組織除去	肉芽形成	上皮形成
精製白糖・ポビドンヨード	ユーパスタコーワ軟膏	水溶性基剤	吸水	○	○	○	
カデキソマー・ヨウ素	カデックス®軟膏0.9%	水溶性基剤	吸水	○	○		
ヨウ素軟膏	ヨードコート®軟膏	水溶性基剤	吸水	○			
ヨードホルム	ヨードホルムガーゼ	—	—	○	○		
スルファジアジン銀	ゲーベン®クリーム	乳剤性基剤（水中油型）	補水	○	○		
ブロメライン	ブロメライン軟膏	水溶性基剤	吸水		○		
デキストラノマー	デブリサン®ペースト	水溶性基剤	吸水		○		
トラフェルミン	フィブラスト®スプレー	—	—			○	○
トレチノイントコフェリル	オルセノン®軟膏0.25%	乳剤性基剤（水中油型）	補水			○	○
ブクラデシンナトリウム	アクトシン®軟膏	水溶性基剤	吸水			○	○
アルプロスタジルアルファデクス	プロスタンディン®軟膏	油脂性基剤	保湿			○	○
ジメチルイソプロピルアズレン	アズノール®軟膏	油脂性基剤	保湿				○
酸化亜鉛	亜鉛華軟膏	油脂性基剤	保湿				○

図1　褥瘡外用薬の使い方

潰瘍に対する外用

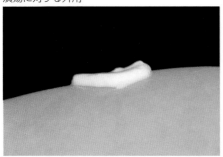

ポケットに対する外用

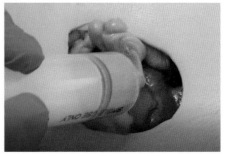

創内に外用薬をしっかり充填し、死腔をつくらない。約3mmの厚さでたっぷりと塗布する。外用薬は創内にとどまることで湿潤状態が維持され、効果を発揮する

2 創傷被覆材（ドレッシング材）

創傷被覆材（ドレッシング材）は、創傷を被覆することにより湿潤環境を維持して創傷治癒に最適な環境を提供する医療材料である。創傷被覆材には適応に応じて、①創面保護、②創面閉鎖と湿潤環境、③乾燥した創の湿潤、④滲出液吸収性、⑤感染抑制作用、⑥疼痛緩和の役割がある（**表3**）。①〜④は、創傷被覆材の材料により使い分ける。⑤は銀含有創傷被覆材を用いる。⑥は、湿潤環境を保持することで効果が得られる。またソフトシリコン粘着剤の創傷被覆材は、除去時の疼痛軽減をもたらす。

創傷被覆材は数日にわたって使用できることで、医療スタッフの労力の軽減につながる。浅い褥瘡には外用薬よりも汎用されることが多い。使用時には皮膚障害などに注意する。

また、創傷被覆材は、在宅でも算定することが可能となっている。例えば、患者や家族が扱う場合は、いずれかの在宅療養指導管理料を算定しており、真皮に至る褥瘡であれば、特定保険医療材料の「在宅」に掲載されている製品を、原則3週間を限度として算定できる。それ以上の期間において算定が必要な場合は、摘要欄に詳細な理由を記載する。

在宅における創傷被覆材の供給方法については、PartⅥのp160図7に詳しく記載した。

表3　創傷被覆材（ドレッシング材）の分類と作用

機能	使用材料分類	主な商品名
創面保護	ポリウレタンフィルム	オプサイト®ウンド、バイオクルーシブ、キュティフィルムEX、テガダーム™ トランスペアレント ドレッシング、パーミエイド®S
創面閉鎖と湿潤環境	ハイドロコロイド	デュオアクティブ®ET、テガダーム™ ハイドロコロイド ライト ドレッシング、アブソキュア®-サジカル、レプリケア ET
乾燥した創の湿潤	ハイドロジェル	ビューゲル®、グラニュゲル®、イントラサイト® ジェル システム
滲出液吸収性	ポリウレタンフォーム	テガダーム™ フォーム ドレッシング、バイアテン シリコーン＋、ハイドロサイト®AD ジェントル、ウルゴチュール®アブソーブ ボーダー、メピレックスボーダーⅡ、ティエール®
	親水性メンブラン	ベスキチン®
	親水性ファイバ	ソーブサン、アルゴダーム トリオニック、カルトスタット、アルジサイトAg、アクアセル®Ag
感染抑制作用	親水性ファイバ	アクアセル®Ag、アルジサイトAg
	ポリウレタンフォーム	ハイドロサイト® ジェントル 銀、メピレックス®Ag
	ハイドロコロイド	バイオヘッシブAg
疼痛緩和	ハイドロコロイド	コムフィール®、デュオアクティブ®CGF、アブソキュア®-ウンド
	ポリウレタンフォーム	ハイドロサイト®AD ジェントル、メピレックス®ボーダー
	親水性ファイバ	アクアセル®、アクアセル®Ag
	親水性メンブラン	ベスキチン®W-A
	ハイドロジェル	グラニュゲル®

3 外科的治療

外科的治療は、外科的デブリードマンと外科的再建術に分けられる。外科的治療が必要な褥瘡は、①壊死組織がある場合、②感染がある場合、③ポケットがある場合、④保存的治療に抵抗する場合などがあげられる。

膿汁や悪臭、あるいは骨髄炎を伴う感染巣には積極的なデブリードマンとともに、抗菌薬による全身治療を考慮する。壊死組織がある場合、壊死組織と周囲の健常組織との境界が明瞭となった時期にデブリードマンを行うとよい（p.127図7参照）。ポケットは保存治療を行っても改善しない場合に切開やデブリードマンを検討する（p.131図12参照）。血流のない壊死組織の除去については特定行為研修を修了した看護師が実施することもできる。

外科的再建術は、①保存的治療に抵抗する、皮下組織よりも深層に達した褥瘡、②創の周囲組織が陳旧化・瘢痕化している場合、③骨髄炎の治療の際に検討する。外科的再建術には、植皮術と皮弁形成術がある。

植皮術は、身体の他部位から皮膚を採取して、皮膚が欠損している部位に移植をする（図2）。移植した皮膚は4日程度で新しい血管が植皮片へ入り込み、約1週間程度で生着する。この手術は侵襲が少なく、局所麻酔のもとに病棟や、在宅でも行うこともできる。

皮弁形成術は、組織欠損部分に対して、血流のある隣接の皮膚や皮下組織、直下の筋膜や筋肉などを移植する手術である（図3）。この手術は、正常組織で被覆されるため、再発しても正常な創傷治癒過程を獲得できるメリットがあるが、侵襲の大きな手術なため、術前から、褥瘡が発生しやすい要因や環境要因を取り除いておく必要がある。術後の合併症としては、感染、皮弁壊死、創離開などがある。術後の局所管理としては、皮弁採取部は、除圧を3週間継続する。また合併症予防として、便汚染、外力負荷、栄養状態にも十分注意する。

図2　植皮術の症例：メッシュ植皮術

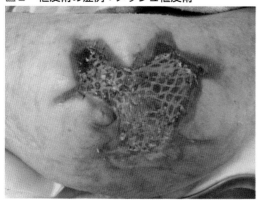

長瀬敬：手術療法の適応と管理. 市岡滋, 須釜淳子編, 治りにくい創傷の治療とケア, 照林社, 東京, 2011：136. より引用

図3　皮弁形成術の症例：後大腿皮弁の挙上

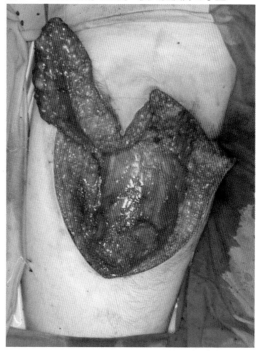

長瀬敬：手術療法の適応と管理. 市岡滋, 須釜淳子編, 治りにくい創傷の治療とケア, 照林社, 東京, 2011：135. より引用

4 陰圧閉鎖療法

　陰圧閉鎖療法（NPWT：negative pressure wound therapy）は、物理療法の１つで、創面全体を閉鎖性創傷被覆材（ドレッシング材）で覆い、創面を陰圧に保つことによって創部を管理する方法で、褥瘡の治癒過程に沿って効率よく治療を進めていく手段の１つとして行われる（図4）。

　NPWTは、肉芽増生期で感染・壊死がコントロールされた創面に専用のスポンジを充填し、閉鎖性ドレッシング材で覆い、シリコンチューブで機器に接続し、外部から125mmHgの陰圧をかけて滲出液を吸引するもので、湿潤環境が保持されて肉芽の増殖が促進する。NPWTを行う際、エア・リークに注意することが必要で、粘着力の強いポリウレタンフィルムなどを使用してコントロールする方法もある。

　NPWTは、創面を密閉するため感染が問題とされていたが、2017年８月に創部に洗浄液を周期的に注入しながらNPWTを行うことができる間欠洗浄型陰圧閉鎖療法（NPWTi-d：negative pressure wound therapy with instillation and dwelling）が使用可能となった。また、令和２年度診療報酬改定で、持続洗浄および関連する診療報酬が新設、明文化された。

図4　陰圧閉鎖療法の例

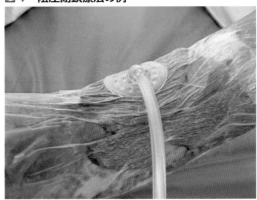

切手俊弘：陰圧閉鎖療法. はじめての褥瘡ケア. 照林社, 東京, 2013：71. より引用

　わが国で保険適用を受けている陰圧維持管理装置としては、「V.A.C.®治療システム」、「RENASYS®創傷治療システム」、「SNaP®陰圧閉鎖療法システム」、「PICO®創傷治療システム」がある。

　そのうち「SNaP®陰圧閉鎖療法システム」「PICO®創傷治療システム」は「外来」に加えて、令和２年度診療報酬改定で「在宅」でも保険算定できることになった。保険算定上の使用期間は、最長で４週間（感染などにより中断していた期間は含めない）と定められている。

5 ラップ療法

　日本褥瘡学会用語集検討委員会では、ラップ療法を「非医療機器の非粘着性プラスチックシート（たとえば、食品包装用ラップなど）を用い、体表の創傷を被覆する処置を総称する」と定義している。

　「褥瘡予防・管理ガイドライン（第４版）」では、「医療用として認可された創傷被覆材の継続使用が困難な環境において使用することを考慮してもよい。ただし褥瘡の治療について十分な知識と経験を持った医師の責任のもとで、患者・家族に十分な説明をして同意を得たうえで実施すべきである」としている[1]。

　ラップ療法は当初、創傷被覆材の使用が困難な環境（在宅など）で安価な代替品として使用された。ラップ療法のコンセプトはmoist wound healingで創傷被覆材と同一である。し

なしながら、医療用として承認されていない家庭用品の使用に伴う社会的問題、責任問題などが生じた。また、「すべての褥瘡にラップだけを使用していれば治る」といった極端な見解が疑問視された。

そのため、ガイドラインで強調されているように、どうしても行う場合には、「褥瘡の治療について十分な知識と経験を持った医師の責任のもとで、患者・家族に十分な説明をして同意を得たうえ」で行うことが必須である。また滲出液の多い創や感染創への使用は慎むべきである。

ラップ療法のアイデアを生かした製品としてモイスキンパッド™やスキンキュアパッドが比較的安価で商品化された。そのため、褥瘡治療に非医療機器によるラップ療法を行う状況は限定されてきている。

引用文献
1. 日本褥瘡学会教育委員会ガイドライン改訂委員会：褥瘡予防・管理ガイドライン（第4版）. 褥瘡会誌 2015；17（4）：487-557.

Column　局所陰圧閉鎖療法（NPWT）の在宅での使用について

令和2年度診療報酬改定で、NPWTが在宅でも保険算定できるようになった。

● **保険算定可能なNPWT（2020年7月現在）**
・SNaP®陰圧閉鎖療法システム（ケーシーアイ）
・PICO®創傷治療システム（スミス・アンド・ネフュー）
※いわゆる「単回使用のNPWT」として承認されている製品が該当する。

● **保険料の算定方法**
処置の点数は、医師が往診や訪問診療で療養者宅に訪問して、処置をした日に「J003-2局所陰圧閉鎖処置（入院外）」として算定できる。ただし、訪問看護では、医療機関、訪問看護ステーションとも算定できない

処置の際に使用した特定保険医療材料である陰圧創傷治療用カートリッジ、局所陰圧閉鎖処置用材料は、交換した日に算定する。訪問看護の場合は、訪問看護指示書を出した医療機関から持参する。NPWTの特定保険医療材料を請求（算定）できるのは医療機関だけであり、訪問看護ステーションや調剤薬局では請求（算定）することは認められていない。

● **算定期間**
3週間を標準として算定でき、特に必要と認められる場合については4週間を限度として算定できる。感染などにより当該処置を中断した場合は、当該期間は治療期間に含めない。

● **実施者要件[1]**
医師または訪問看護ステーション等の看護師等（創傷管理関連の特定行為研修を修了した者、もしくは日本看護協会が定める皮膚・排泄ケアに関する認定看護師教育を修了した者に限る）である。訪問看護ステーション等の看護師等が当該材料を使用して処置を実施する場合には、創傷治療および陰圧閉鎖療法の十分な経験のある医師（形成外科専門医等）の指示の下で実施し、当該医師と十分な連携を図ることが求められる。

引用文献
1. 日本形成外科学会：在宅医療における「局所陰圧閉鎖療法」の適正使用に係る適正使用指針（2020年6月5日付）

〈通知〉
令和2年3月5日保医発0305第9号「診療報酬の算定方法の一部改正に伴う実施上の留意事項について」
（中略）
013　局所陰圧閉鎖処置用材料
（中略）
(5) 訪問看護ステーション等の看護師等が局所陰圧閉鎖処置用材料を使用して処置を実施する場合には、十分な経験のある医師の指示の下で実施し、当該医師と十分な連携を図ること。
(6) 局所陰圧閉鎖処置用材料は、陰圧創傷治療用カートリッジと併用し、関連学会等の定める適正使用に係る指針を遵守して使用した場合に限り算定する。
014　陰圧創傷治療用カートリッジ
(1) 訪問看護ステーション等の看護師等が局所陰圧閉鎖処置用材料を使用して処置を実施する場合には、十分な経験のある医師の指示の下で実施し、当該医師と十分な連携を図ること。
(2) 陰圧創傷治療用カートリッジは、関連学会等の定める適正使用に係る指針を遵守して使用した場合に限り算定する。

〈解説〉
上記の通知の文面の「関連学会等の定める適正使用に係る指針」に該当するのが、日本形成外科学会による［在宅医療における「局所陰圧閉鎖療法」の適正使用に係る適正使用指針］である。この指針を「参考」レベルではなく、「遵守して使用した場合に限り算定」可能となるため、注意が必要である。

端的に述べると、訪問看護でNPWTを使用できるのは、「創傷管理関連の特定行為研修を修了した者、もしくは日本看護協会が定める皮膚・排泄ケアに関する認定看護師教育過程を修了した者」だけである。

なお、医療機関内（入院・外来）でNPWTを使用する場合には、看護師に対する実施者要件はない。医師の具体的指示で診療の補助としてNPWTを使用することができる。

【謝辞】本コラムは、高水勝様（スリーエム ジャパン株式会社）にご協力を得て作成しました。

褥瘡の治癒過程と治療

Point

- 急性期の褥瘡は、創の保護と経過観察をこまめに行い、深さを見きわめる。治療では、適度な湿潤環境を保ちながら創面を保護する
- 慢性期の浅い褥瘡は、創の保護とともに適度な湿潤環境を維持する
- 慢性期の深い褥瘡は、医師に相談し、状態に応じた外用薬、創傷被覆材、外科的治療などを行う
- 慢性期褥瘡の経過には、壊死や感染、肉芽組織、滲出液、ポケット、大きさ（サイズ）などが関係する。対応する局所治療を行う

褥瘡は、皮下組織（軟部組織）の血流低下・血流停止が続くことによって発症する。阻血性障害であるため、発症してすぐに軟部組織の状態が明らかになるわけではない。発生直後は創の深さは確定しておらず、経過していくなかで、浅い褥瘡、もしくは深い褥瘡に変化していく。褥瘡の治癒過程を図1に示した。

図1 褥瘡の治癒過程

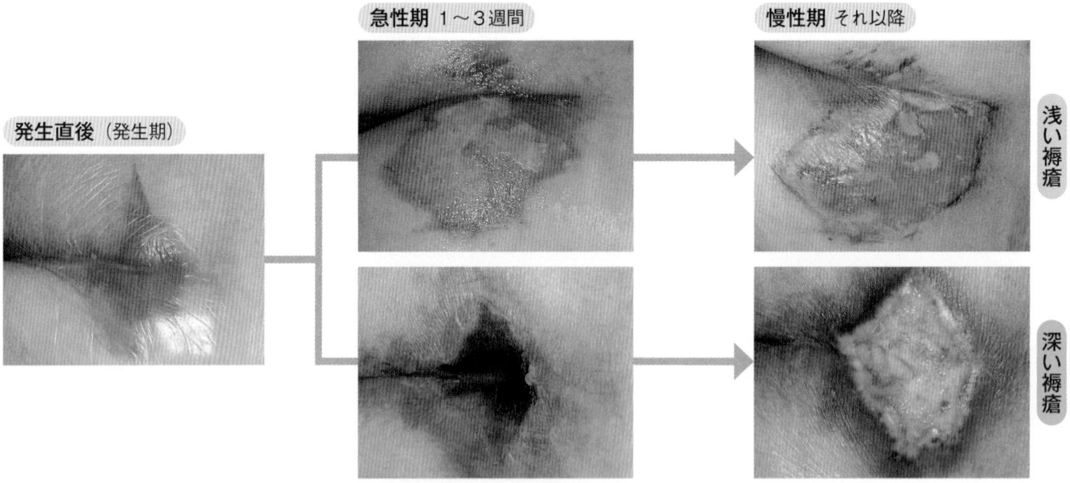

発生直後（発生期）

急性期 1〜3週間

慢性期 それ以降

浅い褥瘡

深い褥瘡

発症してすぐに軟部組織の状態が明らかになるわけではない。創の深さは確定しておらず、経過していくなかで浅い褥瘡、もしくは深い褥瘡に変化する

1 急性期の褥瘡（できて間もない褥瘡）

　急性期の褥瘡（**図2**）は、発症直後から約1
～3週間の褥瘡を指す。急性期の褥瘡では、深
さが確定しておらず、全身状態が不安定なこと
が多く、局所には強い炎症反応を認め、発赤、
紫斑、浮腫、水疱、びらんなどが出現する。そ
の後、経過観察すると、褥瘡の深さが確定する。
急性期の褥瘡では、原因をよく考えつつ、創の
保護と経過観察をこまめに行い、深さを見きわ
めることが必要である。

　急性期褥瘡の治療は、適度な湿潤環境を保ち
ながら創面を保護することである。そのためポ
リウレタンフィルムなどの創が観察できる創傷
被覆材を創面保護の目的で使用することが汎用
されている。また、創保護効果の高い白色ワセ
リン、亜鉛華軟膏、アズノール軟膏などや、感
染が合併する場合はゲーベン®クリームを用い
ることもある。

2 慢性期の浅い褥瘡

　経過を観察し、浅い褥瘡、つまり真皮までに
とどまる褥瘡（**図3**）の場合は、創の保護とと
もに適度な湿潤環境を維持する。体圧分散用具
が使用され、ずれの要因が排除されていれば、
2～3週で治癒する場合もある。少なくとも壊

死組織を取り除くような処置や手術を行う必要
はない。治療に関しては在宅で十分対応できる
ことが多いといえる。

　慢性期の浅い褥瘡の局所治療に用いる創傷被
覆材と外用薬の例を**表1**に示す。

図2　急性期の褥瘡の例

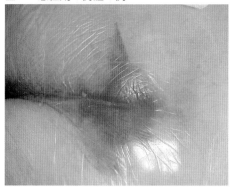

発症直後から約1～3週間の褥瘡を指す

図3　浅い褥瘡の例

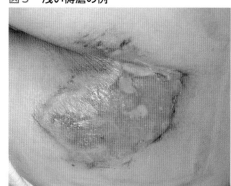

浅い褥瘡とは、真皮までにとどまる褥瘡を指す

表1　慢性期の浅い褥瘡に用いる創傷被覆材と外用薬の例

創傷被覆材	外用薬
ハイドロコロイド（コムフィール®、デュオアクティブ®CGFなど） ポリウレタンフォーム（ティエール®など） ハイドロジェル（ビューゲル®など）　など	アルプロスタジルアルファデクス（プロスタンディン®軟膏） ブクラデシンナトリウム（アクトシン®軟膏）　など

3 慢性期の深い褥瘡

図4の褥瘡は、急性期を過ぎて慢性期になった深い褥瘡であるが、壊死した皮下脂肪組織が見え、毛根は見えない。表皮、真皮を越えて脂肪組織以下に及ぶ深い褥瘡の治療や対応は、浅い褥瘡の場合とまったく異なる。そのため、まず褥瘡診療の経験豊富な医療者に相談することが必要である。

慢性期の深い褥瘡の代表的な治癒過程を図5に示す。深い褥瘡であっても、適切な治療とケアによって治癒していく。壊死してしまった組織（壊死組織）は再生しないため、何らかの方法で取り除く必要がある。そして、壊死組織が取り除かれると、創面に肉芽組織が増生し、瘢痕化や上皮化を経て治癒していく。

図4　慢性期の深い褥瘡の例

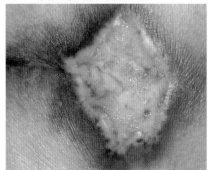

壊死した皮下脂肪組織が見え、毛根は見えない

図5　褥瘡の治癒過程

徐々に浅くなる →

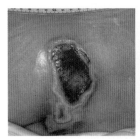 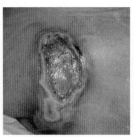 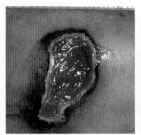 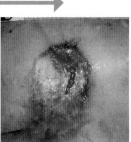

壊死組織が除去される →

肉芽組織が増える →

上皮化が進む →

4 慢性期褥瘡の経過に合わせた局所治療・ケア

1）壊死組織が見られる場合

　深い褥瘡では、血流障害による虚血などの不可逆性損傷によって壊死組織が生じることがある（図6）。壊死組織は水分含有量によって色調や硬さが異なり、乾燥した硬い壊死組織（eschar：エスカー）と、水分を含んだやわらかい黄色調の壊死組織（slough：スラフ）に分けられる。

　発熱などの全身症状や発赤、疼痛、腫脹、熱感などの局所症状を伴う場合には、壊死組織の下に膿の貯留や膿瘍が形成されている可能性があるので注意する。壊死組織はこのまま放置すると、治癒しないだけでなく、感染を起こして療養者にさらなる苦痛を与えることもある。そのため、壊死組織は、適切な時期に、適切な方法で除去（デブリードマン）する必要がある。外科的デブリードマン（図7）を行う際は医師に相談する。

　壊死組織除去に用いる外用薬としては、ヨードホルムガーゼ、ブロメライン軟膏、カデック

ス®軟膏、ゲーベン®クリームがある。ゲーベン®クリームは基剤の補水作用で壊死の融解を促進するため十分に塗布する。ブロメライン軟膏は刺激性があるため、創辺縁の健常部にワセリンなどを塗布し保護する。壊死組織がある場合には創傷被覆材は適さない。

図6　壊死組織の見られる褥瘡

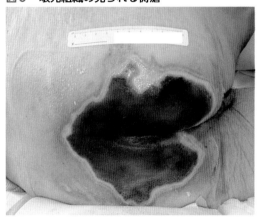

硬く厚く密着した黒色壊死組織（eschar：エスカー）を認める

図7　褥瘡の外科的デブリードマン

デブリードマン施行前

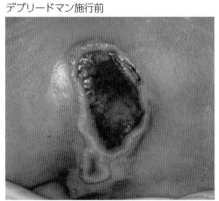

デブリードマン施行後

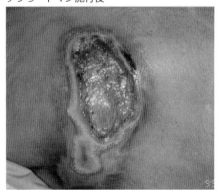

2）感染が見られる場合

　深い褥瘡は細菌が創部に侵入して感染を起こすことがある。感染が起こると、発赤、腫脹、熱感、疼痛の炎症症状（4つの炎症症状）が生じる。局所から全身に及ぶと敗血症や菌血症となり、全身状態が悪化する。細菌と創傷の関係は、以下の4段階に分類される（表2）。

①wound contamination（創汚染）
②wound colonization（保菌状態、定着）
③critical colonization（臨界的定着）
④wound infection（創感染）

　図8で示した褥瘡は、黒色壊死の周囲が赤く、熱感があり、炎症所見を伴っている。この場合は、感染症の治療として壊死組織のすみやかな除去（デブリードマン）と抗菌薬の全身的な投与が必要となる。感染の徴候が見られたら、すぐに医師に相談する。在宅では、まず、感染を早期に発見することが重要である。また、感染

図8　炎症所見の見られる褥瘡

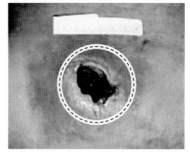

発赤（赤み）や熱感を認める

表2　感染の4段階

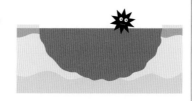

Wound contamination
創汚染

創に細菌が存在するだけで増殖しない状態

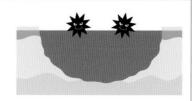

Wound colonization
保菌状態、定着

増殖能をもつ細菌が創に付着しているが、創（宿主）に害を及ぼさない状態

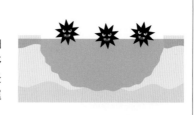

Critical colonization
臨界的定着

wound colonizationよりも細菌数が多くなり、創感染に移行しそうな状態、あるいは炎症防御反応により創治癒が遅滞した状態

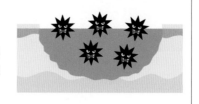

Wound infection
創感染

増殖する細菌が組織内部に侵入して創（宿主）に実害（深部感染）を及ぼす状態

日本褥瘡学会編：褥瘡ガイドブック（第2版）．照林社．東京，2015：68．より一部改変して転載

の徴候に注意し、さらなる苦痛を与えないようにすることである。

感染・炎症を伴うときは一般的には創傷被覆材の使用は避ける。ただし、銀含有の創傷被覆材は使用することがある。外用薬としては、ユーパスタコーワ軟膏、カデックス®軟膏、ヨードコート®軟膏、ゲーベン®クリームなどを用いる。消毒薬は、明らかな感染の徴候がある場合は使用してもよい。ただし、創部に高濃度で消毒薬が滞留しないように消毒後は洗浄する。

また、外科的治療も最小限にとどめることが重要である。しかし、図9のような感染を伴う褥瘡の場合は、適切な治療を行う必要性があり、入院（病院での治療）を考慮する。

褥瘡では、先述したように感染には至らないが慢性創傷の創面の細菌数が増えて創の治癒を遷延させているcritical colonizationという状態がある。臨床的な症状としては、悪臭や滲出液の増加、それに伴う浮腫状の肉芽形成が見られる。ユーパスタコーワ軟膏、カデックス®軟膏、ヨードコート®軟膏、ゲーベン®クリームや銀含有の創傷被覆材を用いることで改善する。

3）肉芽組織が見られる場合

壊死組織が除去され、感染症を合併する危険が少なくなった後は、図5の治癒経過の図で示したように、肉芽組織を適切に増やすことが必要である。肉芽組織とは、治癒過程で一時的にできる、血管に富む組織である（図10）。創に良好な肉芽組織が増えていくと治癒に近づくことになる。

創の肉芽形成の促進作用を有する創傷被覆材と外用薬の例は表3に示したようなものになる。外用薬や創傷被覆材などは、滲出液の量に注意し、壊死組織などの要因と合わせて選択し、使用する。また、陰圧閉鎖療法も効果的である。

図9　感染を伴う褥瘡

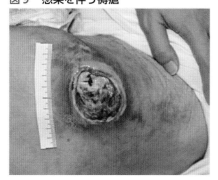

図10　肉芽組織とは

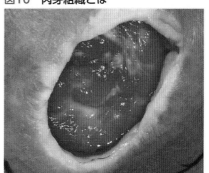

肉芽組織とは、治癒過程で一時的にできる、血管に富む組織をいう。写真は、良好な肉芽組織

表3　創の肉芽形成の促進作用を有する創傷被覆材と外用薬の例

創傷被覆材	外用薬
親水性ファイバ（アルジサイトAg、アクアセル®Agなど） ポリウレタンフォーム（ハイドロサイト®ジェントル銀、メピレックス®Agなど） など	トラフェルミン（フィブラスト®スプレー） トレチノイントコフェリル（オルセノン®軟膏） 精製白糖・ポビドンヨード（ユーパスタコーワ軟膏）　など

創傷被覆材や外用薬の選択では、滲出液の量に注意する。壊死組織などの要因に合わせる

4）滲出液が見られる場合

　肉芽ができているような、深い褥瘡の治癒過程では滲出液が見られることが多い。正常な治癒過程の滲出液は、透明から黄色で、粘性が低いのが特徴である（図11）。感染が起こると滲出液は増加し、色や臭いが変化する（表4）。滲出液は多すぎても少なすぎてもよくなく、滲出液を適切にコントロールする必要がある。

　滲出液が見られた場合の創傷被覆材との外用薬の例を表5に示す。深い部位から滲出液が多量に出る場合は、適切な鑑別診断が必要である。

図11　滲出液を伴う褥瘡

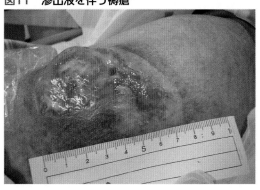

表4　滲出液の観察ポイント

色調の意義	
特徴	**考えられる原因**
透明・琥珀	漿液性滲出液。「正常」とみなされることが多いが、線維素溶解酵素産生菌（黄色ブドウ球菌等）による感染のほか、尿瘻またはリンパ瘻が原因である可能性がある
混濁、乳白色、クリーム状	フィブリン網あり（炎症反応の1つである線維性滲出液）または感染（白血球と細菌を含む化膿性滲出液）である可能性がある
ピンクまたは赤	赤血球が存在するためで、毛細血管が損傷している可能性がある（血液性または出血性滲出液）
緑	細菌感染を示す可能性がある（緑膿菌等）
黄または茶	スラフや腸瘻・尿瘻による物質が原因である可能性がある
灰または青	銀含有ドレッシング材使用時に発生する場合がある
粘稠度の意義	
粘性が高い （高粘度で時に粘着性あり）	・感染・炎症の場合はタンパク含有量が多い ・壊死性物質 ・腸瘻 ・一部の創傷被覆材または外用薬の残留物
粘性が低い （低粘度で流れやすい）	・静脈性またはうっ血性心疾患、栄養不良の場合はタンパク含有量が少ない ・尿瘻、リンパ瘻または関節腔瘻
においの意義	
不快	・細菌増殖または感染 ・壊死組織 ・洞／腸瘻または尿瘻

日本褥瘡学会編：褥瘡ガイドブック（第2版）. 照林社, 東京, 2015：54. より一部改変して転載

表5　滲出液が見られた場合の創傷被覆材と外用薬の例

	創傷被覆材	外用薬
滲出液が多い	ポリウレタンフォーム（ハイドロサイト®AD ジェントル、バイアテン シリコーンなど） 親水性ファイバ（ソーブサン、アルゴダーム　トリオニックなど） 親水性メンブラン（ベスキチン®）　など	カデキソマーヨウ素（カデックス®軟膏） 精製白糖・ポビドンヨード（ユーパスタコーワ軟膏）　など
滲出液が少ない	ハイドロコロイド（コムフィール®、デュオアクティブ® CGFなど） ハイドロジェル（イントラサイト ジェル システムなど）　など	スルファジアジン銀（ゲーベン®クリーム） トレチノイントコフェリル（オルセノン®軟膏）　など

5）ポケットが見られる場合

　ポケットとは、褥瘡周囲の皮下に下掘れした状態を指す。ポケット形成は深い褥瘡に見られる特徴的な病変である。

　保存的治療でポケットが縮小しないなど、改善しない場合は、外科的な切開（ポケット切開）や陰圧閉鎖療法などを考慮する（図12）。また、同時に体位の管理も行い、外力（圧迫・ずれ）の排除に努める必要がある。ポケット内に壊死組織が残っている場合は、創面の清浄化を図る。滲出液が多い場合はユーパスタコーワ軟膏や親水性ファイバを、少なければフィブラスト®スプレー、オルセノン®軟膏を用いる。ポケット切開は、医師に相談し、通常は局所麻酔下で行われる。

6）大きなサイズの褥瘡の場合

　褥瘡のサイズは、図13に示すように、良性肉芽で創面が覆われ、創縁との段差がなくなり、周囲より上皮化が進んでいくことで縮小するとされている。この過程では、創を外力から保護するとともに、適度な湿潤環境を維持することが必要である。また、上皮化だけでなく、創の収縮も重要である。創の縮小作用を有する創傷被覆材と外用薬の例を表6に示す。

図12　ポケット切開の例

ポケット切開前

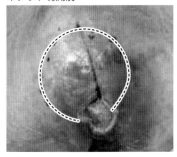

ポケット切開後

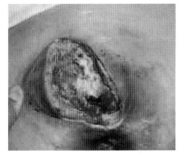

は、ポケット形成範囲を示す。ポケット切開は、通常局所麻酔下で行われる

Part
IV
褥瘡の治療

図13　創の縮小（Sからsへ）

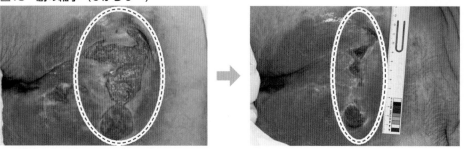

は褥瘡の大きさを示す。上皮化が進むとともに、創が縮小する

表6　創の縮小作用を有する創傷被覆材と外用薬の例

創傷被覆材	外用薬
親水性ファイバ（アルジサイトAg、ソーブサン、アクアセル®Agなど） ポリウレタンフォーム（ハイドロサイト®AD ジェントル、バイアテン シリコーン、メピレックス®Agなど） ハイドロコロイド（コムフィール®、デュオアクティブ®CGFなど）　など	トラフェルミン（フィブラスト®スプレー） トレチノイントコフェリル（オルセノン®軟膏） 精製白糖・ポビドンヨード（ユーパスタコーワ軟膏） アルプロスタジルアルファデクス（プロスタンディン®軟膏） ブクラデシンナトリウム（アクトシン®軟膏）　など

在宅での褥瘡治療の考え方

Point

● 在宅においては、褥瘡の状態によって、治癒をめざす場合、現状維持をめざす場合、入院治療が必要となる場合がある
● 何をめざすのかは、在宅療養者や家族の意向も含め、総合的に判断する必要がある

1）在宅での褥瘡管理

　在宅で褥瘡が発生した場合、原則として治癒をめざして治療・ケアを行うが、場合によっては完全な治癒をめざすことができない場合もある。また、在宅でそのまま治療を続けるのか、もしくは入院かの見きわめもきわめて重要である。在宅で治療する場合でも、創治癒（閉鎖）をめざすのか、現状維持で、感染を起こさないことを目標にするのかによって、その対応は異なる。

● 創治癒をめざす場合

　特に高齢者における褥瘡の治癒過程は長期間に及ぶことが多いが、在宅療養者や家族が治療に対して積極的であれば、創治癒を目標とする。また、基礎疾患のコントロールや全身状態がよく、褥瘡の治療が可能と判断できることも重要な要件である。

● 現状維持をめざす場合

　悪性腫瘍などの基礎疾患があり、それによる生命予後が創傷治癒に要する期間を上回ると予想される場合や、褥瘡について十分な説明を行っても在宅療養者や家族が積極的な治療を希望しない場合などは、現状維持をめざすことが多い。

　また、慢性呼吸器疾患や糖尿病などの基礎疾患のコントロールがよくなく、その治療を優先させる場合も現状維持となる。

● 入院治療が必要な場合

　褥瘡に感染徴候がみられる場合や、外科的治療が必要と判断される場合、あるいは在宅療養者や家族が外科的治療を希望する場合、また基礎疾患の状態が悪化し、在宅療養者の衰弱が著しい場合などは急性期病院での治療が必要となる。

　在宅療養者の栄養状態の改善や、ケアにあたる家族の疲労が大きくなった場合などは、慢性期病院への入院を検討する場合もある。

2）現状維持を目標とした褥瘡管理で大切なこと

　現状維持を目標とした治療とは、治癒をめざさない消極的な治療ではなく、在宅療養者、さらには家族のQOLの向上をめざした"緩和ケア"ともいえる。また、こうした在宅での治療の判断は、在宅療養者の意向も含めた、総合的な判断に基づいて行われるべきものであり、在宅という限られた環境下であっても、治癒環境の提供を容易にあきらめるべきではない。

　在宅での褥瘡治療の例を図1に示す。この例の療養者は、坐骨部に褥瘡があるが、食事を摂取するときなど、生活の中で座位姿勢を避けることができない。

　こうした療養者における現状維持を目標とした褥瘡管理では、感染を起こさせないことが大切である。そして、壊死組織がない状態で、増

悪しないことを目標とする。ただし、感染を起こした場合は、入院治療を考慮するなど、目標設定の変更が必要となる。

また、近年、地域包括ケアの概念が浸透し、病院、介護福祉施設、在宅などが、垣根を越えて協力する体制が構築されつつある。在宅での褥瘡管理においては、療養者の状態や意向、利用できる在宅サービスなどの要因において、治癒をめざす場合もあれば、やむを得ず現状維持をめざす場合などがある。いかなる治療目標においても、ケアが継続される体制が必要である（図2）。

図1　在宅での褥瘡治療の例

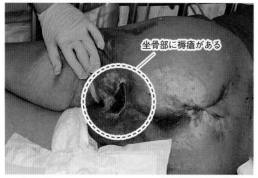

坐骨部に褥瘡がある

坐骨部に褥瘡があるものの、食事を摂取するときなど、生活の中で座位姿勢をやめられない。現状維持を目標とした褥瘡管理では、感染を起こさないことが大切である

図2　在宅褥瘡医療の基本的な考え方

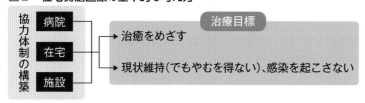

いかなる治療目標においても、ケアが継続される体制が必要

発生後の褥瘡ケア

外力（圧迫・ずれ）の除去

Point

● 体圧分散を行うために、適切な体圧分散用具を使用する
● リハビリテーション実施時の姿勢による過度の外力に注意する
● 発赤部のマッサージと円座の使用は禁忌である

1　褥瘡への外力を避ける方法

　褥瘡発生の原因である外力（圧迫・ずれ）の除去が、創部の悪化防止と治癒促進につながる。褥瘡に加わる圧迫およびずれをゼロにすることが理想だが、難しい場合は、できるだけ大きさを小さく、持続時間を短くするように管理する。

1）体圧分散用具の使用

　在宅では、病的骨突出を有する褥瘡のある療養者や寝たきりの療養者など、さまざまな療養者がいる。そのような療養者の体圧分散には、高機能エアマットレスが有効である（図1）。わが国の寝たきり高齢者に体圧分散用具を使用し、褥瘡治癒が促進したというエビデンスもあ

る[1]。

　体位変換は原則として2時間ごとに行うが、困難な場合は、高機能エアマットレスを使用し、体位変換間隔を延長することも検討する。特に、介護者の夜間の睡眠時間の確保を考慮し、体圧分散用具の選択と体位変換のタイミングを設定する。

　また、褥瘡を圧迫する体位を避けることも重要である。褥瘡が複数ある場合や療養者に好みの寝姿勢があるなど、褥瘡を下にする体位を避けられない場合も、高機能エアマットレスを使用するとよい。

図1　高機能エアマットレスの一例

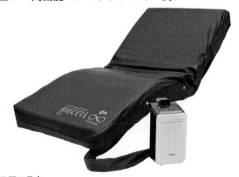

エアマスター
ビッグセルインフィニティ
（株式会社ケープ）

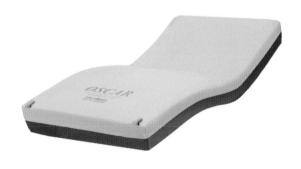

オスカー
（株式会社モルテン）

2）外力を避ける姿勢保持（ポジショニング）

褥瘡への外力負荷を避ける具体的な方法を挙げる。

仙骨部や大転子部に褥瘡がある場合は、おむつの枚数に注意する。おむつの枚数が多いと、体圧分散マットレスの効果が妨げられる。

腸骨稜部褥瘡の場合、紙おむつのテープやおむつカバーをきつく止めると、褥瘡に外力が加わり、創の状態が悪化することがあるため、注意する。

リハビリテーションを行っている場合は、動作中の姿勢によって褥瘡に過度の外力が加わっていないかどうか確認する。

他項でも述べたように、経腸栄養剤の注入時間が長時間になる場合は、半固形状流動食の使用を検討する。経腸栄養時に頭側挙上とする場合には、30°以下が確実にとれるよう、ベッドの頭元などに印をつけるとよい。

また、褥瘡に当てたガーゼが厚いと、体位変

図2　厚すぎたガーゼで発生した褥瘡内褥瘡

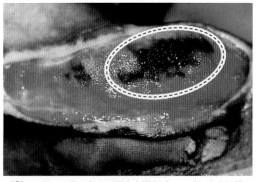

⊂⊃で囲んだ黒い部分が褥瘡内褥瘡（D in D）。肉芽組織の一部がガーゼによる圧迫で阻血状態に陥った

換をしたときにその部位に圧力が集中し、局所への圧迫となるため、ガーゼはできるだけ薄くする。滲出液が多い創には、厚みが1cm以下となるように吸水性の高いパッドを用いる。パッドの排泄物による汚染に注意する。図2は、ガーゼが厚すぎたために発生した褥瘡内褥瘡で、ガーゼによる圧迫で阻血状態に陥ったものである。

2　褥瘡ケアと活動性獲得

褥瘡が発生した後、どのようにリハビリテーションの支援をしていくかについては、褥瘡の程度を考慮して、活動性を考えていくことが必要である。

活動性を高めることを急ぎすると、褥瘡に負担が加わり悪化することがある。一方、褥瘡ケアに重点を置きすぎ、体を動かさなければ、体は固まり関節拘縮を進行させ、褥瘡の発生リスクを高めることになる。したがって、この両面のバランスを保ちながら、かかわることが重要である。

例えば、褥瘡部位に感染の症状が見られる場合や皮膚欠損が大きい場合などは、臥床の継続が必要となる。また、陰圧閉鎖療法などで局所が圧着され、皮下組織自体のずれが抑制されて

いるのであれば、関節拘縮の進行を防ぐことを優先し、関節の屈曲伸展運動を実施することが可能である。

運動を実施する場合は、関節の回旋などに十分注意し、骨を介して関節のみを動かすというよりは、骨表面での軟部組織のずれや摩擦を生じさせないように、創部全体を支えたうえで、一体的に動かすようにする。

表皮の形成がなされ、創の修復が進んできたら、体位変換能力の獲得を含めて、起き上がり動作などの起居・移動動作能力の自立を促すことが求められる。この動作獲得練習のプロセスでも、局所への負担をいかに少なくするかが重要となる。

動作時に体幹や下肢全体を使って、回転する

ように体を動かすと、局所への負担が軽減される。不適切な例としては、起き上がる動作を介助するときに、頭部と下肢を同時に抱えるような支え方をする場合である。自ずと回転軸が臀部の一点に集中し、そこにねじれが発生する。組織の動きとして、ねじれることと、全体が回転するように動くことはまったく性質が異なるため、負担の少ない回転の動きを活用する。

さらに、体圧分散用具の選択・調整において

も、活動性の獲得状況を十分に考慮することが大切である。臥床のみの場合は、全体的に体圧を分散し、骨突出部などに加わる圧力の大きさを少なくすることが重要であるが、端座位がとれるようになると、姿勢を安定させるため、ベッドの端にある程度の硬さが必要となる。療養者の活動性に応じて、体圧分散用具の圧調整を検討することで、活動性を維持・改善させることが可能となる。

3 圧迫・ずれにおける褥瘡ケアの禁忌

発赤部（褥瘡と褥瘡周囲皮膚）のマッサージは行わないことが原則である。圧迫・ずれで侵襲を受けている皮膚および軟部組織にマッサージを行うと、さらに外力を負荷することになるためである。療養者の家族や介助者にも行わないように説明しておく。

また、ベッドや椅子の上で円座を使用してはいけない。円座を使用すると、円座に接する部分の皮膚血流を阻害するとともに、骨突出部の

皮膚血流も阻害してしまうことにつながるからである。局所を浮かせて支えるのではなく、接触面積を増やして圧を分散させることが大切である。

引用文献
1. 佐藤文，真田弘美，須釜淳子，他：二層式エアセルマットレス導入による褥瘡の治癒過程と費用対効果．褥瘡会誌 2006；8（2）：140-147.

褥瘡周囲のケア

Point

● 褥瘡周囲皮膚は、弱酸性の洗浄剤を用いて愛護的に洗浄する
● 便失禁や尿失禁がある場合は、排泄物が付着する部位に皮膚保護剤を塗布したり、水分吸収の
　よいパッドなどを使用し、褥瘡の汚染を防ぐ
● 在宅では、尿や汚染による褥瘡周囲皮膚と創面の汚染を防ぎ、感染予防に努める

　褥瘡周囲の皮膚は、滲出液や創傷被覆材、ガーゼ固定のための医療用テープなどでさまざまな刺激を受けやすい。特に発生率の高い仙骨部の褥瘡では、尿や便による影響を受けやすく、排泄物による汚染や浸軟を防ぐ対応や排泄コントロールが重要である。ここでは仙骨部に発生した褥瘡における褥瘡周囲のスキンケアを中心に解説する。

1　尿・便の汚染を防ぐ

　排泄物は褥瘡を汚染することで、治癒を阻害する要因となる。排泄物と褥瘡をできる限り接触させないためにスキンケアを行う。また、排泄物・汗・滲出液などで皮膚の創縁が浸軟すると上皮化の妨げになる。創周囲皮膚の清潔と湿潤を適切に管理することで、創傷治癒を促進する。

　創周囲の洗浄は、1日1回、あるいは創傷被覆材を交換する際に、弱酸性の皮膚洗浄剤を用いて愛護的に行う（図1）。洗浄水には微温湯を用い、洗浄剤の成分が残らないよう十分洗い流す。創内は洗浄剤で直接洗わないようにする。

図1　創周囲皮膚は泡で包み込むように洗浄する

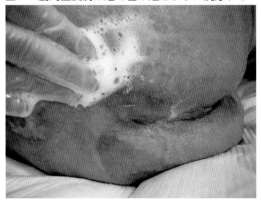

創周囲皮膚を泡でなでるように洗う。創内は洗浄剤で直接洗わないようにする

排泄コントロールができない場合、尿や便の水分吸収がよいパッドを取り入れる。下痢便のときは、軟便対応パッドを選択する。また、会陰部から肛門、臀裂にかけてポリエステル繊維綿を貼付するとよい。

2 創縁皮膚の浸軟を防ぐ

尿失禁・便失禁で褥瘡が汚染される可能性がある場合は、カバードレッシングをポリウレタンフィルムにするとよい。また、排泄コントロールができない場合、尿や便の水分吸収がよいパッドを選択する。

創縁に排泄物・汗・滲出液などによる浸軟を認める場合は、皮膚洗浄後に、皮膚保護のための保護剤（クリームなど）を塗布する（図2）。

図2　創周囲皮膚への皮膚保護剤（撥水性皮膚保護剤）塗布の手順

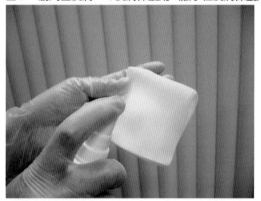

撥水性の皮膚保護剤をガーゼに向けて3回プッシュする

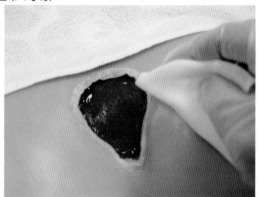

創周囲3cmに塗布し、創周囲皮膚の浸軟を防ぐ

3 失禁への対策

在宅療養において、尿失禁の原因のアセスメントや失禁コントロールへの対応が難しい場合は、各地域で対応可能な医療機関との連携が必要となる。また、基礎疾患治療の内服薬により失禁を生じている場合もあるため、服用中の薬剤のアセスメントを行う。特に複数の医療機関を受診している場合は注意が必要である。

排泄物による褥瘡部への汚染が長期持続する場合は、適応を十分考慮し、膀胱留置カテーテルの使用を考慮する。なお、膀胱留置カテーテルの使用は、在宅主治医への相談が必要となる場合もある。

下痢便の場合は軟便対応パッド（図3）を選択する。軟便や下痢便が目詰まりしにくい網目状シートと軟便を閉じ込めるシートで、水様便が皮膚に付着することを低減させる。また、会陰部から肛門、臀裂にかけてポリエステル繊維綿を貼付する（図4）。サイフォンの原理に基づき、カバーに使用するおむつへ尿や便が吸引され、臀部皮膚への刺激を緩和することができる。

排泄物による褥瘡部への汚染が長期持続する場合は、専門家に相談するなどし、適応を十分

考慮して、便収集装具の使用も検討する（図5）。

便秘傾向であってもあまり軟便にせず、訪問看護利用時に合わせて浣腸や摘便を実施できるよう排便コントロールを行い、褥瘡の便汚染を防ぐ方法もある。

在宅では、尿や便汚染による褥瘡周囲皮膚と

創面の汚染を防ぎ、感染を予防することが重要なケアとなる。褥瘡汚染時にすみやかに褥瘡と周囲皮膚の洗浄ができるプランが大切である。

経腸栄養時の下痢対策としては、表1に示すように、注入速度を落とす、浸透圧の低いものに変更するなどの方法が有効である。

図3　軟便対応パッド

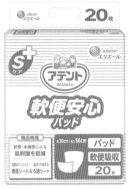

アテント　Sケア軟便安心パッド（大王製紙株式会社）

図4　ポリエステル繊維綿

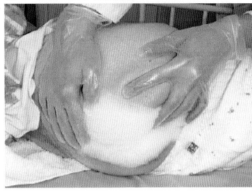

スキンクリーンコットンSCC®（メディカルヘルス研究所）

図5　便収集装具の例

便失禁管理システム

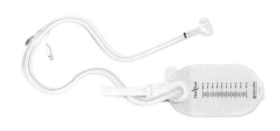

フレキシ シール® SIGNAL（コンバテック ジャパン株式会社）

肛門パウチ

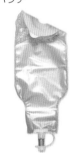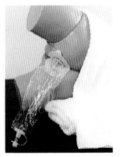

フレックステンド・フィーカル（肛門用）（株式会社ホリスター）

表1　経腸栄養時の下痢対策の例

- 注入速度を落とす
- 浸透圧の低いものに変更する
- 細菌汚染を防ぐ
- 抗菌薬を投与する
- 乳糖不耐症の場合には乳糖の入っていないものにする
- 食物繊維などを含んだ栄養剤に変更する
- 栄養剤の半固形化を選択肢に入れる　など

褥瘡ケアの一連の流れ

Point

- 創傷被覆材（医療用テープなど）を取り除く場合、あるいは固定する場合は、皮膚への刺激が最小限となる方法で行う
- 創内の洗浄は、創表面の壊死組織や残留物を除去するために、生理食塩液や蒸留水、水道水を用い、十分な量で、適度な圧をかけて行う。洗浄水の温度は体温程度に温めて使用する
- 褥瘡状態のアセスメントは、DESIGN-R®を用いて行い、その評価に基づいて管理方法を選択する

1 発生後の褥瘡ケアの流れ

　褥瘡ケアは、創傷被覆材（ドレッシング材）の除去、創周囲皮膚の洗浄、褥瘡の洗浄、ポケット内の洗浄、褥瘡のアセスメント・局所管理法の選択、創傷被覆材の固定の順に行う（図1）。

　創周囲皮膚の洗浄の目的は、滲出液、汗、ド

図1　褥瘡ケアの流れ

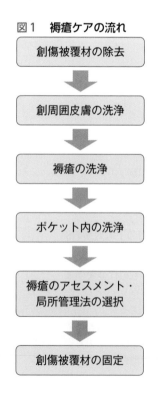

創傷被覆材の除去

↓

創周囲皮膚の洗浄

↓

褥瘡の洗浄

↓

ポケット内の洗浄

↓

褥瘡のアセスメント・局所管理法の選択

↓

創傷被覆材の固定

レッシング材、排泄物などの汚れを除去し、感染のリスクを減らすとともに上皮化を促進することである。

　褥瘡やポケットの洗浄の目的は、褥瘡表面やポケット内の異物、壊死組織の除去、外部から

の汚染の防止、細菌の繁殖を抑えることである。

　創傷被覆材によるカバードレッシングの目的は、外部からの汚染の防止、ドレッシング材や外用薬の固定である。

2　創傷被覆材除去の方法

　ガーゼ・ドレッシング材を固定している医療用テープは愛護的に剥離する。具体的には、皮膚とテープの角度を90°以上にして、接着部に近い皮膚を押さえながら剥離する（図2）。ポリウレタンフィルムの場合は、皮膚表面に対し水平方向にフィルムを引き伸ばしながら、ゆっくり剥離する（図3）。

　脆弱な皮膚（乾燥、浮腫、菲薄、易出血など）の場合は、スキン-テアも考慮し、テープの選択や粘着剥離剤の使用を検討する。粘着剥離剤には、ワイプ式やスプレー式などがあり、接着面と皮膚の間に塗布しながら、ゆっくりと剥離する（図4）。

図2　医療用テープの剥がし方

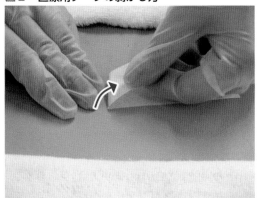

皮膚とテープの角度を90°以上にして、接着部に近い皮膚を押さえながら剥離する

図3　ポリウレタンフィルムの剥がし方

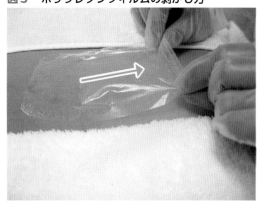

皮膚表面に対し水平方向にフィルムを引き伸ばしながら（→）、ゆっくり剥離する

図4　粘着剥離剤と使用方法

ワイプ式剥離剤

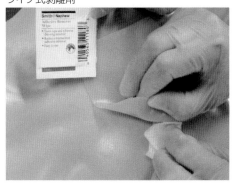

スプレー式剥離剤

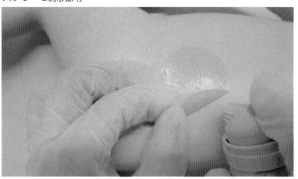

接着面と皮膚の間に粘着剥離剤を塗布しながら、ゆっくり剥離する

3 創周囲皮膚の洗浄

前項で述べたように、創周囲の皮膚は、1日1回、弱酸性洗浄剤を用いて洗浄し、体温程度に温めた微温湯で洗い流すことが望ましい。た
だし、失禁などによって汚染された場合は、そのつどすみやかに微温湯で洗い流す。また臀部の洗浄は、頭側から臀部に向かって行う。

4 褥瘡の洗浄

褥瘡の洗浄も、1日1回行う。洗浄する際は、体温程度に温めた生理食塩液または蒸留水、水道水を用いる。肉芽組織に対しては、消毒薬などの細胞毒性のある製品の使用は避ける。

創面に壊死組織がある場合、温めた洗浄液で圧をかけて行う。肉芽組織がある場合は、洗浄圧が高すぎると肉芽組織を損傷する可能性があるため、洗浄ボトルなどを使用し、愛護的に洗浄する（図5）。

洗浄液の量は、褥瘡面積・深さ・壊死組織の範囲によって異なるため、褥瘡の状態に応じて必要量を調節する。

洗浄後はこすらずに押さえ拭きをする。押さえ拭きは、乾いた清潔な柔らかい布またはペーパーで、創部、創周囲の水分を残さないように十分に拭き取る（図6）。

● 褥瘡の消毒

通常、消毒の必要はなく、洗浄のみで十分である。ただし、明らかな創部の感染を認め、滲出液や膿苔が多いときには、洗浄前に消毒を行ってもよい。

ポケット内も同様で、ポケット内から膿などの排出を認めた場合、洗浄後に、ポケット内を消毒し、その後もう一度、生理食塩液または蒸留水、水道水で洗い流す。消毒液の残りは正常細胞にも影響するため、十分取り除くことが重要である。

図5　褥瘡の洗浄方法

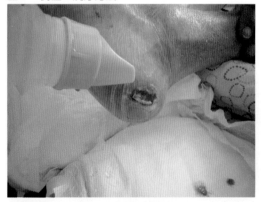

洗浄ボトルなどを使用し、愛護的に洗浄する

図6　洗浄後の押さえ拭き

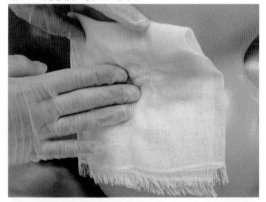

洗浄後はこすらずに押さえ拭きする

5 ポケット内の洗浄

ポケット内の洗浄は1日1回、微温湯を用いて行う。シリンジに洗浄液を満たし、接続したカテーテルをポケット内に挿入して洗浄する（図7）。挿入時は、奥まで押し込むなど、カテーテルの先端でポケット内を損傷しないように注意する。

ポケット内の洗浄で、ポケットから流出する洗浄液が濁っていたり、臭いがある場合は、感

染の可能性を考慮する。また、洗浄後は、ポケット内に洗浄液が残らないようにする。

洗浄時は、ポケットが上になるように体位を調整するとよいが、療養者の身体機能や状態によって上にして洗浄できない場合や、どうしても洗浄液が残ってしまう場合は、ポケット切開を考慮する。

図7 ポケット内の洗浄

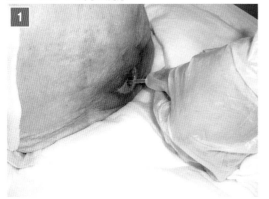

ポケット内にカテーテルを挿入する

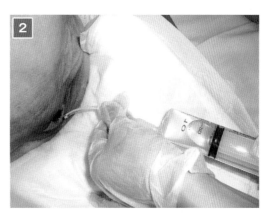

洗浄する

6 褥瘡のアセスメントと局所管理法の選択

褥瘡状態のアセスメントは、定期的にDESIGN-R®を用いて行い、現在行っている局

所治療やケアが適切かを評価し、計画を再検討する。

7 創傷被覆材の固定

創傷被覆材を貼付して、医療用テープなどで固定する。医療用テープは、皮膚への物理的刺激、化学的刺激の少ない製品を選択する。また、皮膚にテンションをかけない（引っ張らない）ように貼ることが大切である。

図8で示すように、テープを引っ張りながら貼るとテンションがかかるため、中央部を先に押さえ、その後、外側へ押さえていてくように貼付する。テープ貼付部位は、可能であれば毎回変更する。

創周囲が脆弱な皮膚の場合、ハイドロコロイドドレッシングや皮膚被膜剤で皮膚を保護した後に、医療用テープを貼付するとよい（図9）。

また、臀部にある褥瘡のカバードレッシングにはポリウレタンフィルムを使用し、尿や便の入り込みを防止する。

図8　医療用テープの貼付方法

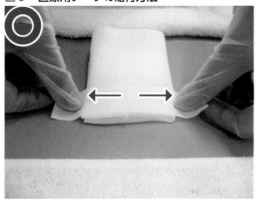

中央部を先に押さえ、その後、外側へ押さえていく

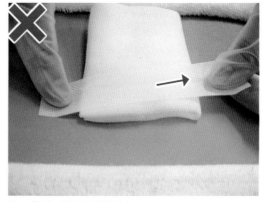

テープを引っ張りながら貼らない

図9　テープ固定部位の保護

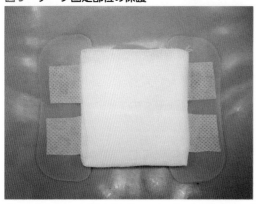

薄いハイドロコロイドを土台に貼り、その上から固定用テープを貼付する

8　痛みの要因と対策

すべての深さの創傷に痛みを認めることがある。痛みの要因を探り、適切な対策をとる。創面が乾燥すると痛みを伴うことがある。創面を適切な湿潤環境に保ち、痛みの緩和を図る。特に感染している場合は、強い痛みを生じることがある。

また、創傷被覆材や医療用テープなどの剥離の際や処置時にも痛みは生じる。対策として、創面を適切な湿潤環境に保って痛みを緩和させたり、疼痛を引き起こさないよう、創面と創周囲皮膚にダメージを与えないように愛護的な手技で実施する。

痛みの評価に際しては、視覚的アナログ尺度（VAS：visual analog scale、図10）、数値的評

価尺度（NRS：numerical rating scale、図11）、フェイススケール（FRS：face rating scale、図12）などが簡便で利用しやすい。

図10　視覚的アナログ尺度（VAS）

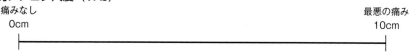

痛みなし　0cm

最悪の痛み　10cm

療養者自身に線上に痛みの程度を印で記入してもらう

図11　数値的評価尺度（NRS）

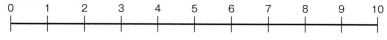

0　1　2　3　4　5　6　7　8　9　10

療養者に0〜10段階の数値で痛みを点数化してもらう

図12　フェイススケール（FRS）

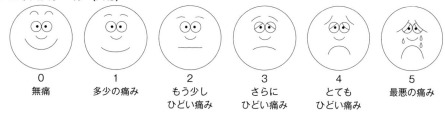

0	1	2	3	4	5
無痛	多少の痛み	もう少しひどい痛み	さらにひどい痛み	とてもひどい痛み	最悪の痛み

療養者に自分の痛みの強さに近い表情のイラストを選んでもらう

9　家族の局所ケアへの参加

　毎日の褥瘡ケアが必要で、家族が局所ケアを担う場合、在宅サービスが導入される場合でも、介護者へ処置手順を説明する。家族は褥瘡を見るだけでショックを受ける場合もあるため、局所ケアの指導はできるところから段階的に進める。

　褥瘡を有して自宅に退院する場合、入院中に在宅で使用する物品を用いて家族と練習するとよい。必要物品は、褥瘡の状態に加えて、家族の手指の巧緻性などを考慮して検討し、扱いやすいものを選択する。

　また、在宅ケアにかかわる職種や家族がわかりやすいように、必要物品の配置場所を1箇所にまとめ、整理するとよい。処置の手順を書いたものも一緒に置き、注意点は画像などで示しておく。

　ガーゼなどのケア用品は、衛生的に保管することも指導する。

　褥瘡ができてしまったら、圧迫・ずれの除去、スキンケア、栄養管理など、療養者の生活環境を整えることが重要となる。こうしたケアは日常的に行う必要があるため、特に在宅での褥瘡管理では、療養者にかかわる身近な人たちの協力が欠かせない。家族がケアに参加する場合は、日々積極的に行えるようサポートすることが求められる。

　例えば、褥瘡のケアでは以下のような計画書を活用できるとよい。計画書には、ケアの具体的な手順や必要なものを示し、処置の内容を記録できるようにしておく。実際に使用する物品や処置方法の写真を貼付しておけば、さらにわかりやすい。処置の内容が記録できるため、家族と医療者との情報共有のツールにもなる。

褥瘡局所治療計画

年　　月　　日　お名前：　　　　　　　　様

準備と剥がし方	● 必要物品を準備しましょう。

● 必要物品を準備しましょう。
　□洗浄びんなどに入れたお湯
　□石けん　　□やわらかいガーゼ
　□薬剤など（　　　　　　　　　　　　）
　□テープ類（　　　　　　　　　　　　）
● 寝具を汚さないように、防水シーツやおむつなどを敷きましょう。
● ガーゼなどは皮膚を押すようにしながらやさしく剥がしましょう。

必要物品の例

洗い方
● よく泡立てた弱酸性石けんで創の周囲をやさしく洗いましょう。
● 褥瘡は、（　洗浄びん　・　シャワー　・　　　　　　　　　）を使って、人肌程度に温めたお湯などをかけて、きれいになるまで洗い流しましょう。

褥瘡の処置

部位	方法

局所の治療と合わせて体調のチェックも行いましょう。
● いつもどおりに食事が食べられているか確認しましょう。
● 必要な水分を摂取できているか意識しましょう。
● いつもと違うところがないか観察しましょう。

在宅褥瘡医療の進め方

在宅褥瘡管理のための地域連携

Point

- 在宅における褥瘡対策は、地域包括ケアシステムの一環である
- 質の高い医療を継続的に効率よく提供できるように、褥瘡ケアにかかわるさまざまな場所、職種の人とともにネットワークをつくる

1 地域包括ケアシステム

　わが国では、団塊の世代が75歳以上となる2025年を目途に、地域包括ケアシステムの構築が推進されている。

　地域包括ケアシステムとは、重度な要介護状態となっても住み慣れた地域で自分らしい暮らしを人生の最後まで続けることができるよう、住まい・医療・介護・予防・生活支援が一体的に提供される体制をいう（図1）。高齢社会や医療ニーズの高まりなどに対応すべく、各地域の特性に応じたシステムの構築が期待されている。

　在宅における褥瘡対策も、地域包括ケアシステムの推進が重要となる。医師、看護師、管理栄養士を中心とした在宅褥瘡対策チームとともに、介護専門職や薬剤師など、さらに広範な連携が必要である。また、地域共生社会の実現に向けた取り組みの推進も重要である。医療保険制度や介護保険制度だけでなく、障がい者（児）や難病患者などを対象とした制度や各種サービスについての理解も必要になってくる。

図1　地域包括ケアシステム

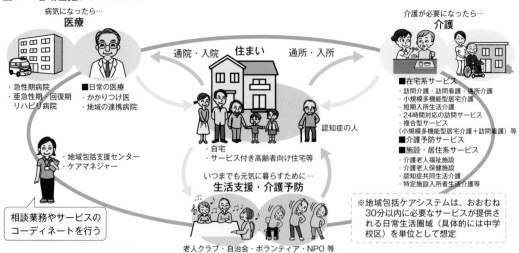

厚生労働省：地域包括ケアシステム. を参考に作成
https://www.mhlw.go.jp/stf/seisakunitsuite/bunya/hukushi_kaigo/kaigo_koureisha/chiiki-houkatsu/（2020/7/27アクセス）

② 地域連携のしくみづくり

地域包括ケアシステムの導入とともに、各地域の特性に応じた地域連携のしくみづくりも進められている。在宅で療養生活を送る人々やその家族に対し、地域における医療、看護、介護、リハビリテーションなどの関係機関がつながることで、包括的かつ継続的な在宅医療・介護を提供することが求められている（図2）。

この体制を構築するため、わが国では、都道府県・保健所の支援のもと、市区町村が中心となって、地域の医師会等と緊密に連携しながら、地域の関係機関の連携体制の構築が推進されている[1]。

在宅における褥瘡治療・管理においても、地域の診療所や病院、訪問看護ステーションとの連携システムが不可欠である。例えば、2007年に日本褥瘡学会在宅医療委員会が行った「訪問看護ステーションにおける褥瘡患者の実態」調査では、治療におけるさまざまな課題が挙げられた（表1）。こういった課題に対して、1つの施設で解決するのは容易ではないが、地域連携システムの中で、それぞれの医療機関の機能に応じた対応策、解決策を見いだすことが可能となる。

また、さまざまな意見を集約するしくみも必

図2　在宅医療・介護連携の推進

●医療と介護の両方を必要とする状態の高齢者が、住み慣れた地域で自分らしい暮らしを続けることができるよう、地域における医療・介護の関係機関（※）が連携して、包括的かつ継続的な在宅医療・介護を提供することが重要。

（※）在宅療養を支える関係機関の例
　・診療所・在宅療養支援診療所・歯科診療所等（定期的な訪問診療等の実施）
　・病院・在宅療養支援病院・診療所（有床診療所）等（急変時の診療・一時的な入院の受入れの実施）
　・訪問看護事業所、薬局（医療機関と連携し、服薬管理や点滴・褥瘡処置等の医療処置、看取りケアの実施等）
　・介護サービス事業所（入浴、排せつ、食事等の介護の実施）

●このため、関係機関が連携し、多職種協働により在宅医療・介護を一体的に提供できる体制を構築するため、都道府県・保健所の支援のもと、市区町村が中心となって、地域の医師会等と緊密に連携しながら、地域の関係機関の連携体制の構築を推進する。

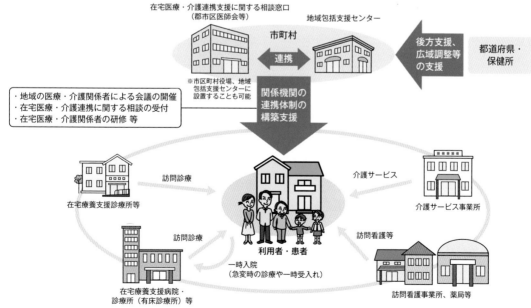

厚生労働省老健局保健課：在宅医療・介護連携推進事業について：3. を参考に作成
http://www.mhlw.go.jp/file/05-Shingikai-12301000-Roukenkyoku-Soumuka/0000077428.pdf（2020/7/27アクセス）

Part VI　在宅褥瘡医療の進め方

表1　治療面について困っていること（訪問看護ステーションでの例）

種別	件数	％
①相談できる専門の医師がいない	439	31.0
②相談できる専門看護師（WOC看護師など）がいない	430	30.4
③かかりつけ医が頼りない	479	33.8
④デブリードメントをしてくれる医師がいない	316	22.3
⑤セミナーや教科書と異なった処方や処置がされる	326	23.0
⑥使いたい薬剤や処置材が使えない	589	41.6
⑦主治医と連絡がとれにくい	202	14.3
⑧ドレッシング材についてかかりつけ医（処方できる医師）と意見が合わない	345	22.4
⑨ドレッシング材の調達方法に困っている	414	29.2
⑩その他	169	11.9

（n＝1,416　複数回答）
WOC看護師：皮膚・排泄ケア認定看護師

日本褥瘡学会在宅医療委員会：訪問看護ステーションにおける褥瘡患者の実態. 褥瘡会誌 2007；9（1）：103-108. より引用

要となる。例えば、多職種カンファレンスや勉強会の開催、会議体の設計など、在宅褥瘡治療・管理にかかわるさまざまな場所や職種の人とともに、地域の中で話し合う機会をつくり、地域ならではの手法を模索するとよい。このような取り組みをとおして、日頃からお互いに顔の見える関係をつくり、コミュニケーションをとれるようにしておくことが大切である。

　地域連携では、多職種がかかわるため、共通言語も必須となる。褥瘡のリスクを予測するスケールや、状態を評価するツールの利用、地域連携クリニカルパスの作成・運営を通じて、迅速に、効率よく、連携できる体制を整える必要がある。

3　在宅療養支援診療所・在宅療養支援病院とは

　在宅療養支援診療所および在宅療養支援病院とは、24時間対応体制で在宅医療の提供を行う医療機関である。また、病院や訪問看護ステーション、訪問介護事業所等との連携のもと、日常の療養支援だけでなく、退院支援、急変時の対応、看取りの体制を確保するなど、地域における医療連携の"司令塔"のような役割がある（図3）。

　在宅療養支援診療所と在宅支援病院の施設基準の概要を表2に示す。24時間連絡を受ける体制や24時間往診、訪問看護が可能な体制の確保、緊急時の入院対応など、療養者やその家族が安心して在宅療養を継続できるしくみを構築することが条件となる。さらに、医師の数や緊急往診などについて一定の実績要件を満たした機能強化型がある。

図3 在宅療養支援診療所・在宅療養支援病院の活動イメージ

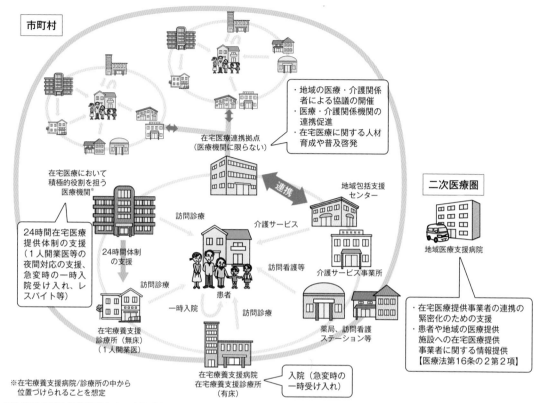

厚生労働省医政局指導課在宅医療推進室：在宅医療の最近の動向：14. より引用
https://www.mhlw.go.jp/seisakunitsuite/bunya/kenkou_iryou/iryou/zaitaku/dl/h24_0711_01.pdf （2020/7/27アクセス）

褥瘡管理において、在宅療養支援診療所および在宅療養支援病院は、多職種連携のリーダーとしての役割が期待される。褥瘡状態の評価や治療方針の立案、療養者や家族の状態に応じた情報共有、専門職への助言・指導・協働（表3）、そして全身の医学管理を行う。また、多職種とのケアカンファレンスの開催や積極的な参加をとおして、療養者の療養環境を整備することも重要な役割である。

引用文献
1. 厚生労働省老健局保健課：在宅医療・介護連携推進事業について：3.
   http://www.mhlw.go.jp/file/05-Shingikai-12301000-Roukenkyoku-Soumuka/0000077428.pdf （2020/7/27アクセス）

参考文献
1. 厚生労働省：地域包括ケアシステム.
   https://www.mhlw.go.jp/stf/seisakunitsuite/bunya/hukushi_kaigo/kaigo_koureisha/chiiki-houkatsu/ （2020/7/27アクセス）
2. 厚生労働省：特掲診療料の施設基準等の一部を改正する件（告示）. 令和2年厚生労働省告示第59号.

表2　在宅療養支援診療所（在支診）および在宅療養支援病院（在支病）の施設基準の概要

	機能強化型在支診・在支病		在支診・在支病	（参考）在宅療養後方支援病院
	単独型	連携型		
全ての在支診が満たすべき基準	①24時間連絡を受ける体制の確保 ②24時間の往診体制 ③24時間の訪問看護体制 ④緊急時の入院体制 ⑤連携する医療機関等への情報提供 ⑥年に1回、看取り数等を報告している			●許可病床数200床以上 ●在宅医療を提供する医療機関と連携し、24時間連絡を受ける体制を確保 ●連携医療機関の求めに応じて入院希望患者の診療が24時間可能な体制を確保（病床の確保を含む） ※やむを得ず当該病院に入院させることができなかった場合は、対応可能な病院を探し紹介すること ●連携医療機関との間で、3月に1回以上、患者の診療情報の交換を行い、入院希望患者の一覧表を作成
全ての在支病が満たすべき基準	「在宅療養支援病院」の施設基準は、上記に加え、以下の要件を満たすこと。 （1）許可病床200床未満※であること又は当該病院を中心とした半径4km以内に診療所が存在しないこと （2）往診を担当する医師は、当該病院の当直体制を担う医師と別であること ※医療資源の少ない地域に所在する保険医療機関にあっては240床未満			
機能強化型在支診・在支病が満たすべき基準	⑦在宅医療を担当する常勤の医師3人以上	⑦在宅医療を担当する常勤の医師連携内で3人以上		
	⑧過去1年間の緊急往診の実績10件以上	⑧過去1年間の緊急往診の実績連携内で10件以上各医療機関で4件以上		
	⑨過去1年間の看取りの実績又は超・準超重症児の医学管理の実績いずれか4件以上	⑨過去1年間の看取りの実績連携内で4件以上かつ、各医療機関において、看取りの実績又は超・準超重症児の医学管理の実績いずれか2件以上		

厚生労働省：在宅医療（その1）：11. より引用
https://www.mhlw.go.jp/content/12404000/000563523.pdf（2020/7/27アクセス）

表3　専門職への助言・指導・協働の例

- ケアマネジャーが立案するケアプランへの助言
- 福祉用具専門相談員との相談、福祉用具の選択や変更
- 訪問介護、デイサービス、ショートステイへの助言、指導
- 訪問看護、訪問リハビリステーション、訪問栄養指導、訪問服薬指導との協働　など

在宅褥瘡医療にかかわる
各職種の役割

Point

- 訪問看護師：的確な褥瘡アセスメントとケア方法の選択を専門的な立場から指導すると同時に、褥瘡治療・ケアを在宅療養者の生活の中に組み込み、管理できるように支援する
- 在宅褥瘡治療医：往診で褥瘡の治療・予防を行い、在宅療養者を支える
- ケアマネジャー：在宅療養者にとって適切なケアプランを作成し、褥瘡予防・ケアを提供する
- 薬剤師：在宅療養者を支える医療チームに積極的にかかわり、外用薬の実技指導などを実施する。また、訪問での薬剤管理指導を行う
- 理学療法士・作業療法士：医師の指示のもと、リハビリテーションを支援し、在宅療養者の生活の活性化をめざす
- 管理栄養士：他の職種と連携をとりつつ、褥瘡治療において重要なポイントである栄養管理を行う。在宅療養者に必要な栄養素、栄養量の確保に努める

1 訪問看護師の役割

在宅褥瘡医療における訪問看護師の役割は、在宅療養者の生活を尊重しながら、褥瘡治療・ケアを生活の中に組み込んで管理していけるように支援することである。生活と治療の双方を支え、在宅で継続可能なケア方法を、療養者やその家族、介護者も含めた多職種チームで考え、取り組むことが大切である。訪問看護師は、その多職種チームの中心的な役割を担う。

1）医師との連携（図1）

訪問看護の提供には、医師の訪問看護指示書が必要となる。真皮を越える褥瘡の場合は、特

図1　医師との連携

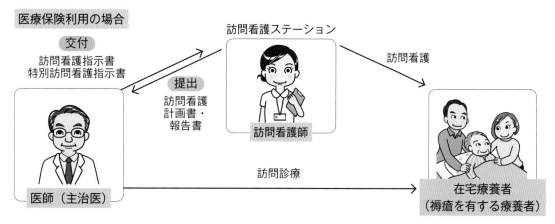

医療保険利用の場合

交付
訪問看護指示書
特別訪問看護指示書

訪問看護ステーション

訪問看護師

提出
訪問看護
計画書・
報告書

訪問看護

医師（主治医）

訪問診療

在宅療養者
（褥瘡を有する療養者）

別訪問看護指示書により、月に最長28日間連続で医療保険による訪問看護を提供できる。訪問看護ステーションは、指示に対し月1回の訪問看護計画書・報告書の提出が義務化されている。在宅では慎重な判断が必要となる場面もあり、日頃から医師と密接な連携を図る必要がある。

2) 訪問看護指示書と特別訪問看護指示書とは

訪問看護指示書（図2）と特別訪問看護指示書（図3）は、いずれも主治医が療養者の状態に応じて、訪問看護ステーション等に対して交付するものである。特別訪問看護指示書は、急性増悪などにより、一時的に頻回の訪問看護が必要な場合に交付する。交付は原則として月1回であり、指示期間は14日間である。ただし、真皮を越える褥瘡の状態にある療養者や、他に気管カニューレを使用している状態にある療養者の場合は、月2回まで交付でき、最長28日間、ほぼ毎日訪問看護の提供ができるようになる。

3) 療養環境の整備

訪問看護師の主な役割を表1に示す。在宅療養者のニーズや生活の状況に応じて、必要なケアを検討し、褥瘡の予防的観点にもとづく療養環境の整備を行う。他に、褥瘡ケアに必要な物品を用意したり、家族や介護者、ヘルパーなどへの教育、指導、助言を行うことも大切な役割である。

訪問看護師は、療養者や家族の状況を医療的な視点でみることができるため、家族・介護者への励ましと健康管理、在宅療養の限界を見きわめる役割を担う場合もある。

表1　訪問看護師の役割

①局所のケア方法の検討（薬剤、ドレッシング材、ケア頻度など）
②使用材料（ドレッシング材、ガーゼ、テープなど）調達方法の確認
③緊急時の対応方法の検討
④医師の診察の頻度の確認
⑤家族の療養方針（入院の希望の有無、訪問看護の受け入れ状況など）の調整を図る

図2　訪問看護指示書

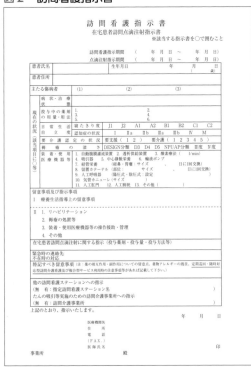

図3　特別訪問看護指示書

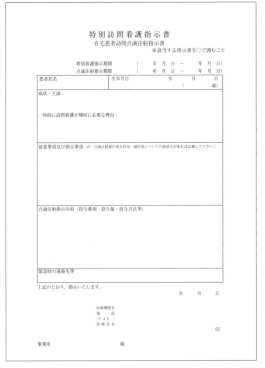

2 在宅褥瘡治療医の役割

在宅褥瘡治療医とは、全身疾患の治療・コントロールを行う主治医に対し、往診で褥瘡の治療・予防に専従する医師を指す。

在宅では、療養者の全身状態のチェック、褥瘡の診察・治療に加え、ポジショニングや栄養状態のチェック、家族・介護者のケア、在宅褥瘡対策チームでの情報共有などを行う。療養者や家族を含めた、多職種連携のトータルコーディネーターとしての役割がある（図4）。在宅褥瘡治療医が行う診療の例を示す（図5）。

褥瘡には圧迫がよくないことは在宅でも容易に理解してもらえるが、ずれについてはほとんど意識されておらず、頭側挙上の角度や、その際の背抜きについての知識なども乏しいことが多い。食事など、日常的によく行われる動作や姿勢に関連があるだけに、十分な注意と説明が必要である。

特にポケットが形成されている褥瘡では、外力のコントロールが不十分であることが少なくないため、訪問時に体位や姿勢、体位変換の問題点などを確認し、適切な体圧分散を心がける。

また、局所的な治療だけでなく、栄養管理など全身的な治療も行う。基礎疾患がある場合には、まずその治療・コントロールが必要なことは言うまでもない。栄養状態については、病院と同じように必要十分なエネルギー量や栄養素を管理することは困難な場合が多い。体重測定も、寝たきりの状態では実施されていないことも少なくない。経口摂取の状況を確認し、必要であれば栄養補助食品などの導入も検討する。

加えて、家族や介護者の肉体的・精神的負担が大きいため、いわゆる「共倒れ」を防ぐために、ショートステイの利用を勧めるなど、具体的な方策を提案する。

● 在宅褥瘡対策チームの構築

在宅ではチームアプローチが重要である。平成26年度診療報酬改定により、「在宅患者訪問褥瘡管理指導料」が新設された（Part Ⅶ のp.170にて詳述）。医師、看護師、管理栄養士からなる在宅褥瘡対策チームが定期的にカンファレンスを行い、在宅療養を支援することで算定できる。こうした連携体制は、今後もさらに必要性が高まると予想される。

図4　在宅褥瘡治療医の役割

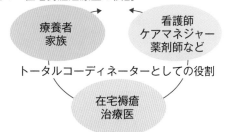

図5　在宅褥瘡治療医が行う診療の例

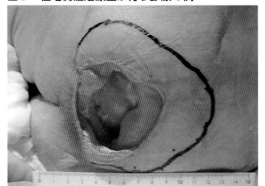

ポケットの形成には"ずれ"が関与していることがある

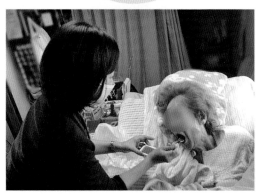

局所的な治療だけでなく、栄養管理など全身的な治療を行う

Part Ⅵ 在宅褥瘡医療の進め方

在宅褥瘡医療にかかわる各職種の役割　157

3 ケアマネジャーの役割

ケアマネジャーは、2000年の介護保険制度の開始とともに誕生した資格である。ケアマネジャーは、要介護者本人の自己決定権を大切にし、自立や尊厳を保持し、その人らしく暮らせるように支援する。

具体的な業務は、大きく分けて、①介護保険の利用に必要な情報提供、②在宅療養者の依頼を受けて開始されるケアプランの作成、③さまざまなサービス事業者との連絡調整、④居宅介護サービスの実施状況の把握（モニタリング）とケアプランの見直しの4つがある。

1) 情報提供

介護保険の利用にあたり、在宅療養者に必要な介護サービス、介護施設、介護保険制度（在宅療養者の負担など）についての情報を提供する。

2) ケアプランの作成

ケアマネジャーの介護支援サービス業務で特に中心となるのがケアプラン（介護サービス計画）の作成である。ケアプランがなくては介護保険サービスを受けることはできない。これはケアマネジャーにしかできない仕事であり、ケアマネジャーの最も重要な役割といえる。ケアプランは、わかりやすく言うと介護サービスのスケジュール表である（図6）。

図6　ケアプランの例

●要介護3（ハイリスクまたはd1、通所サービスの意向が強い場合）

	月	火	水	木	金	土	日
午前	訪問介護	通所介護または通所リハビリテーション	訪問介護	訪問看護	通所介護または通所リハビリテーション	訪問介護	
午後	訪問診療						

福祉用具の貸与（車椅子、特殊寝台、体圧分散用具）、短期入所

●重度の褥瘡（真皮を越えるもの）（医療的ケアを中心にした場合）

	月	火	水	木	金	土	日
午前	訪問介護	訪問介護	訪問介護	訪問介護	訪問介護	訪問介護	訪問介護
	訪問看護	訪問看護	訪問看護	訪問看護	訪問看護	訪問看護	訪問看護
午後	訪問診療		訪問リハビリテーション		訪問入浴		
	訪問介護	訪問入浴	訪問介護	訪問介護	訪問介護	訪問介護	訪問介護
	訪問看護	訪問看護	訪問看護	訪問看護	訪問看護	訪問看護	訪問看護

福祉用具の貸与（車椅子、特殊寝台、体圧分散用具）、短期入所、午後の訪問介護は巡回型（おむつ交換・体位変換等）

急性増悪等により、頻回の訪問看護が必要と在宅主治医が判断した場合、特別訪問看護指示書の交付により、14日間、1日に数回の訪問が医療保険で実施できる。特別訪問看護指示書は1月に2回交付できるため、短い期間で集中的なケアが必要なときケアプランに組み込む

3) 連絡調整

ケアマネジャーは、さまざまなサービス事業者との連絡調整を行う。具体的には、サービスの仲介や実施の管理、サービス担当者会議の運営と、継続的な管理・評価などである。

4) 継続的な管理（モニタリング）とケアプランの見直し

さらに、ケアマネジャーは介護サービスの開始後も重要な役割を担う。それは、居宅介護サービスの実施状況の把握（モニタリング）とケアプランの見直しであり、利用実績の把握と計算、要介護者宅への定期的な訪問による健康状態を含むモニタリングである。モニタリングによって目標の達成度や不満の有無などを評価し、ニーズや介護度の変化に応じた新たなケアプランを作成する。

4 薬剤師の役割

1) 薬物療法への介入

褥瘡医療における薬剤師の介入は、2002年の褥瘡対策未実施減算により急速に浸透した。続いて、2010年に発出された「医療スタッフの協働・連携によるチーム医療の推進について」の厚生労働省医政局長通知において、より一層チーム医療に薬剤師が関与することが重要視された。さらに2014年には「薬剤に関する実技指導の取り扱い」の医政局医事課長・医薬食品局総務課長通知により、薬剤師による外用薬の実技指導が認められた。

薬剤師が褥瘡医療にかかわることで、治癒期間の短縮と治療費の低減が認められており、薬剤師がより積極的に褥瘡医療にかかわることが重要である。褥瘡医療における薬剤師の役割としては、局所治療と全身治療に大別できる。

● 局所治療

局所治療では創部の状態を把握し、軟膏基剤の水分への特性を考慮して、創部の状態に合わせた適切な外用薬や創傷被覆材を医師に処方提案をする。また多職種と連携して、療養者・家族・介護者等に対し実技指導を通して薬剤および創傷被覆材の適正な使用方法を指導する。

● 全身治療

全身治療では、栄養、疼痛コントロール、全身の感染コントロールなど褥瘡治療に際し、必要と思われる薬物治療について処方提案する。また、使用中のすべての薬剤を評価し、褥瘡治療に悪影響を及ぼす併用薬剤の有無や副作用などをチェックし、主治医へ情報提供する。

特に注意を要する薬剤には、向精神薬や降圧薬などがある（**表2**）。催眠・鎮静薬や抗不安薬、精神神経用剤などは、過鎮静となることで、褥瘡（薬剤誘発性褥瘡）が発生することがあるため注意が必要である。

2) 在宅での薬剤管理指導

薬剤師は、医師または歯科医師の指示により、療養者を訪問し薬剤を届け、薬剤管理指導を行う。また、保険薬局は、院外処方箋により、創傷被覆材などの特定保険医療材料の支給を行うことができる（**図7**）。

また、経腸栄養や在宅中心静脈栄養の管理や栄養剤の供給についても行っていく。薬剤師がチームの一員になることで、円滑な薬物療法が可能となる。そのため日本褥瘡学会では保険薬局薬剤師の教育について積極的に取り組んでいる。

表2　特に注意を要する薬剤

原因薬剤	原因	副作用	ADL、QOLの影響
向精神薬、降圧薬、パーキンソン病治療薬	中枢作用 血圧低下	平衡機能障害	ふらつき 歩行障害
抗結核薬、抗コリン作用を有する薬剤	視力障害 緑内障悪化	眼機能障害	ふらつき 歩行障害
抗認知症薬、過量の下剤	コリン作動作用	下痢	全生活レベル低下 皮膚のただれ
抗ヒスタミン薬、尿失禁治療薬、抗うつ薬、胃腸薬	抗コリン作用	口渇 便秘	食欲不振、誤嚥 腹痛
脂質異常症用薬、利尿薬	筋肉痛、CPK（クレアチンフォスフォキナーゼ）値上昇、低カリウム血症	骨格筋機能障害	体の痛み 力が入らない

図7　在宅における創傷被覆材の供給方法

患者や家族が扱う場合

医療機関から支給

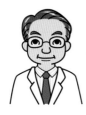

在宅療養指導管理料

- 創傷被覆材は医療機関が供給
- 特定保険医療材料代も医療機関が保険請求

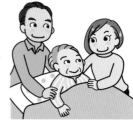

処方箋方式で支給

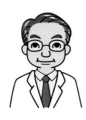

院外処方箋

保険薬局

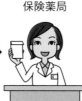

- 創傷被覆材の供給
- 特定保険医療材料代は薬局が保険請求

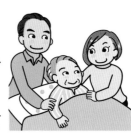

在宅療養指導管理料

創傷被覆材は、①医師が訪問し処置する場合、②医師の指示により訪問看護師だけが訪問する場合、③患者や家族が扱う場合の3種類が想定される

①医師が訪問し処置する場合
- 医師が、往診や訪問診療で患者に訪問し処置する場合は、処置料を算定でき、特定保険医療材料の「医科」に掲載されているものを請求できる。具体的には傷の深さは問わず、すべての創傷被覆材などが算定できる
- 算定期間は、2週間を標準として、特に必要と認められる場合については3週間を限度として算定できる

②医師の指示により訪問看護師だけが訪問する場合
- 医師の指示により訪問看護師だけが訪問する場合は、処置料は算定できず、「いずれかの在宅療養指導管理料を算定していて、真皮に至る褥瘡」であれば特定保険医療材料の「在宅」に掲載されている製品を保険請求できる。この場合、医療機関から持参し、医療機関で請求する

- 算定期間は、原則として3週間を限度として算定する。それ以上の期間において算定が必要な場合には、摘要欄に詳細な理由を記載する

③患者や家族が扱う場合
- 患者や家族が扱う場合は、「いずれかの在宅療養指導管理料を算定していて、真皮に至る褥瘡」であれば、特定保険医療材料の「在宅」に掲載されている製品を、患者自身や家族が褥瘡に対して用いることができる。医療機関から支給された場合は医療機関が、保険薬局から処方箋方式で支給された場合は保険薬局が請求する
- 算定期間は、原則として3週間を限度として算定する。それ以上の期間において算定が必要な場合には、摘要欄に詳細な理由を記載する。

なお、上記のいずれの場合も、在宅療養指導管理料や在宅時医学総合管理料などの算定によって包括範囲があるので注意が必要である

5 理学療法士と作業療法士の役割

理学療法士と作業療法士は、医師の指示によりリハビリテーションを支援する専門職として療養者にかかわる。療養者の生活活性化の支援とともに、動作能力や姿勢、可動性などの側面から褥瘡発生のリスクを検討し、対応する役割を担う（**図8**）。また、褥瘡の部位によって日常生活に影響が出る場合には、皮膚や創部に負担の少ない動作方法を他の職種と連携して考える。

1）リハビリテーションの利用について

リハビリテーションは介護保険や医療保険、行政の制度により利用できる。褥瘡を有することによる加算は特にない。介護保険でリハビリテーションを利用する場合は、ケアプランの作成が必要となるため、ケアマネジャーの介入が必要となる。また、基本的に同一の疾患で介護保険と医療保険のリハビリテーションは併用できないため、調整や確認が必要である。

また、病院、診療所または介護老人保健施設の理学療法士（PT）、作業療法士（OT）、言語聴覚士（ST）が利用者の自宅に訪問して実施するリハビリテーションを訪問リハビリテーションといい、訪問看護ステーションから訪問する場合は、看護業務の一環としてのリハビリテーション中心の訪問看護となる（**図9**）。

2）予防と治療におけるかかわり

予防では、体圧分散に関する助言や自力体位変換能力の獲得を目指した動作練習、関節拘縮を予防する他動運動などを行う（**表3**）。治療では、医師や看護師らと連携し、療養者の経過を観察しながら療法を行う。褥瘡予防、悪化予防、また褥瘡による日常生活における制限からの廃用予防が、第一の役割となる。

図8　リハビリテーションの一例

生活活性化への支援

手段的日常生活動作（IADL）の訓練
掃除、洗濯、料理、買い物など

日常生活動作（ADL）の訓練
食事、排泄、入浴など

身体機能回復訓練
関節可動域訓練、歩行訓練など

医師の指示により、療養者の状態に応じてリハビリテーションを実施する

図9　リハビリテーションの種類

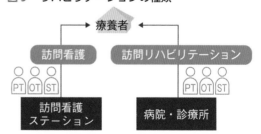

PT：理学療法士、OT：作業療法士、ST：言語聴覚士

表3　理学療法士と作業療法士の予防におけるかかわり

体圧分散	●臥位姿勢のポジショニング検討
自力体位変換能力の獲得	●褥瘡を予防するための動作練習
他動運動（関節拘縮の予防）	●筋緊張を和らげつつ関節を動かす方法を、多職種や家族に助言
マッサージ	●筋緊張を和らげ静脈還流を改善する愛護的な四肢のマッサージの実施
移乗動作などの介護者指導	●褥瘡発生前から離床を促し生活活性化を図る ●環境調整を含めた安全な介助法を家族に指導

⑥ 管理栄養士の役割

在宅における管理栄養士の役割を**表4**に示した。管理栄養士は、在宅療養者の栄養状態、病態、生活環境などを考慮し、必要な栄養量が確保できるよう、栄養補給方法および食環境に対しても適切なアドバイスを行う。さらに、多職種と連携し、総合的な観点から在宅療養者に適した栄養管理を実施する。

また、管理栄養士は、訪問栄養食事指導を行う。訪問栄養食事指導では、通院などが困難な在宅療養者のために、管理栄養士が定期的に訪問し、療養上必要な栄養や食事の管理および指導を行うものである。

介護保険や医療保険が適用される場合は、月2回までの利用が可能である。介護保険では「居宅療養管理指導料」、医療保険では「在宅患者訪問栄養食事指導料」を請求する。令和2年度診療報酬改定で診療所における在宅患者訪問栄養食事指導料について、他の保険医療機関およ
び栄養ケア・ステーションの管理栄養士による実施が可能となった。加えて、在宅褥瘡対策チームにおいても当該保健医療機関以外の管理栄養士の参画が認められた。

介護保険の場合の栄養管理の流れを**図10**に示す。

在宅は生活の場である。病院食を持ち込むのではなく、在宅療養者および家族、その環境を包括的に判断し、その人らしい食事を最期まで支える「食支援」が本来の姿である。外来や入院の栄養指導と異なり、在宅ならではのメリット・デメリットがあるといえる（**表5**）。

在宅における管理栄養士の役割は、栄養指導にとどまらない。褥瘡予防にもつながる地域栄養ケア体制を**図11**に示す。疾病治療回復、リハビリテーション、再発予防に加え、健康維持、疾病予防が求められる。地域共生社会の実現に栄養の果たす役割は大きい。

表4　管理栄養士の役割

①栄養アセスメントを実施し、栄養診断、ゴール設定を行う
②適正な栄養量の算定と栄養素摂取量の調査
③適正な栄養補給法（非経口栄養法への援助も含む）の指導
④食形態の適正化（摂食・嚥下機能低下に対する援助）
⑤慢性疾患に対する食事療法の指導
⑥調理実技を介した指導
⑦食事環境の工夫、食行動の変容支援
⑧家族（介助者）への援助
⑨治療用食品、経腸栄養剤、栄養補助食品などの宅配の紹介や活用法の指導
⑩食生活や栄養改善に役立つ、公的制度や民間福祉サービス制度の紹介と活用法の指導
⑪在宅褥瘡対策チームのメンバーとして①〜⑩を実施

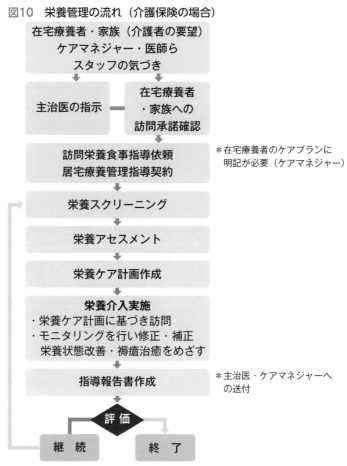

図10　栄養管理の流れ（介護保険の場合）

在宅療養者・家族（介護者の要望）
ケアマネジャー・医師ら
スタッフの気づき

主治医の指示　　　在宅療養者・家族への訪問承諾確認

訪問栄養食事指導依頼
居宅療養管理指導契約

＊在宅療養者のケアプランに
　明記が必要（ケアマネジャー）

栄養スクリーニング

栄養アセスメント

栄養ケア計画作成

栄養介入実施
・栄養ケア計画に基づき訪問
・モニタリングを行い修正・補正
　栄養状態改善・褥瘡治癒をめざす

指導報告書作成

＊主治医・ケアマネジャーへの送付

評　価

継　続　　　終　了

＊契約期間満了後も継続が必要な場合、主治医指示に戻る

表5　在宅における栄養指導のメリット・デメリット

	メリット	デメリット
管理栄養士	●個人の嗜好や嚥下機能、生活状況に合わせたオーダーメイドの食支援ができる ●食事から口腔ケア、摂食嚥下ケアまで、全人的な栄養サポートを行うことができる ●定期的に訪問することで、栄養剤や特殊食品などの使用状況や賞味期限などを確認・把握できる ●入院や施設入所になった場合でも、在宅での食生活について情報提供・共有ができる	●入院や施設入所と比較した場合、正確な食事内容や量の把握が難しい ●訪問時に不在の場合がある（約束を忘れて外出してしまう、など） ●広範囲に訪問している場合、療養者の都合に合わせたスケジュール調整が難しい
利用者	●食事のときに周囲の人の存在や雑音に悩まされない ●療養者や家族のQOLが十分に満たされる ●複数の施設や配食サービスを利用している場合、食形態の違いを調整できる	●管理栄養士による訪問サービスそのものが利用しづらい 　・理由：手続きの煩雑さ、経済的な負担、療養者のスケジュール調整、介護における食事ケアへの優先度が低い、など ●家族の介護力や環境要因で結果が変わりやすい

図11 地域栄養ケアと地域共生社会

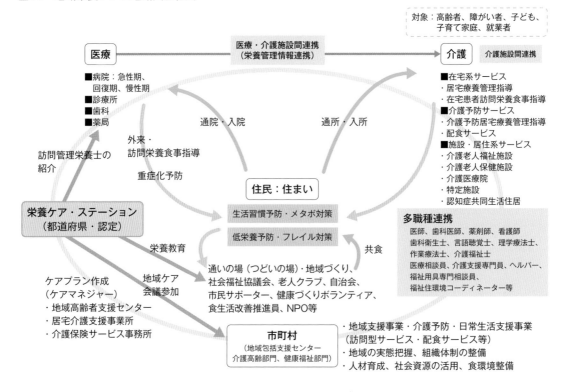

対象：高齢者、障がい者、子ども、
子育て家庭、就業者

医療

医療・介護施設間連携
（栄養管理情報連携）

介護　介護施設間連携

■病院：急性期、
　回復期、慢性期
■診療所
■歯科
■薬局

■在宅系サービス
・居宅療養管理指導
・在宅患者訪問栄養食事指導
■介護予防サービス
・介護予防居宅療養管理指導
・配食サービス
■施設・居住系サービス
・介護老人福祉施設
・介護老人保健施設
・介護医療院
・特定施設
・認知症共同生活住居

訪問管理栄養士の
紹介

外来・
訪問栄養食事指導

重症化予防

通院・入院　通所・入所

住民：住まい

生活習慣予防・メタボ対策

低栄養予防・フレイル対策

共食

多職種連携
医師、歯科医師、薬剤師、看護師
歯科衛生士、言語聴覚士、理学療法士、
作業療法士、介護福祉士
医療相談員、介護支援専門員、ヘルパー、
福祉用具専門相談員、
福祉住環境コーディネーター等

栄養ケア・ステーション
（都道府県・認定）

栄養教育

地域ケア
会議参加

ケアプラン作成
（ケアマネジャー）
・地域高齢者支援センター
・居宅介護支援事業所
・介護保険サービス事務所

通いの場（つどいの場）・地域づくり、
社会福祉協議会、老人クラブ、自治会、
市民サポーター、健康づくりボランティア、
食生活改善推進員、NPO等

市町村
（地域包括支援センター
介護高齢部門、健康福祉部門）

・地域支援事業・介護予防・日常生活支援事業
（訪問型サービス・配食サービス等）
・地域の実態把握、組織体制の整備
・人材育成、社会資源の活用、食環境整備

参考文献
1. 厚生労働省：訪問看護（参考資料）.
　https://www.mhlw.go.jp/file/05-Shingikai-12601000-
　Seisakutoukatsukan-Sanjikanshitsu_Shakaihoshoutantou/
　0000170290.pdf（2020/7/27アクセス）
2. 厚生労働省：医療スタッフの協働・連携によるチーム医療
　の推進について.
　https://www.mhlw.go.jp/shingi/2010/05/dl/s0512-6h.pdf
　（2020/7/27アクセス）
3. 厚生労働省：薬剤の使用方法に関する実技指導の取扱いに
　ついて.

https://www.mhlw.go.jp/file/06-Seisakujouhou-11120000-
Iyakushokuhinkyoku/02_4.pdf（2020/7/27アクセス）
4. 厚生労働省：「地域共生社会」の実現に向けて
　https://www.mhlw.go.jp/stf/seisakunitsuite/
　bunya/0000184346.html（2020/7/27アクセス）
5. 厚生労働省：平成30年度都道府県等栄養施策担当者会議
　資料6地域保健総合推進事業について（全国保健所管理栄
　養士会の取組）.
　https://www.mhlw.go.jp/content/10904750/000340979.
　pdf（2020/7/27アクセス）

Part

VII

在宅褥瘡医療を支える制度

在宅褥瘡医療と多職種連携

Point

● 住み慣れた家庭、地域でその人らしい生活を送れるように、医療と介護が連携し、切れ目のない支援を行えるようにする

● 多職種がそれぞれの役割を活かし、在宅療養者にかかわる

● 日頃から職種間でコミュニケーションをとり、顔の見える関係をつくっておく

1 病院の役割

病院は、地域での褥瘡医療・ケアの重要な担い手である。地域の医療機関と連携を図り、在宅主治医を支援する役割も担う。全身状態や褥瘡の悪化に対し入院を受け入れたり、入院早期からの退院支援、在宅医療および介護資源の退院前調整などを行う。在宅医療や介護を充実させ、地域完結型医療を推進することが不可欠である。

● 褥瘡専門外来を受診する場合の連携方法

専門的な褥瘡治療が必要な場合は、医療機関と連携することで、在宅療養環境を考慮した治療方針やケア計画を立案する。在宅療養者が、褥瘡専門外来を受診する際は、在宅主治医や訪問看護師から受診の目的や来院方法、受診時間などについて事前に情報共有を行う。病院が予約制の場合には受診時刻の時間調整を行う。

病院は、在宅主治医や訪問看護師、ケアマネジャーに、実施した処置や処方内容、受診時の状況、今後の処置方法、注意事項を報告、連絡する。

● 褥瘡をもって退院する場合の連携方法

院内においては、退院調整部門とともに、基礎疾患の治療方針や入院期間などを考慮し、褥瘡の処置や予防ケアのプランを検討しておく。必要時には、退院前カンファレンスや退院前訪問指導を実施し、在宅療養に向けて必要な事項などを確認する。

地域の医療機関との連携では、入院時から、在宅での介護力や在宅サービスの利用状況などを確認し、退院後の療養環境調整や褥瘡管理の方法、家族への指導などを行う。人手やケア用品の手配などには日数がかかるため、退院前からの調整が重要である。在宅療養にかかわる在宅主治医、訪問看護師、ケアマネジャー、管理栄養士、薬剤師、ヘルパーらとカンファレンスを行い、在宅でも実施できるケア計画を立案する。

また、在宅での褥瘡管理を在宅主治医が行うのか、皮膚科開業医など在宅主治医以外が行うのかを確認しておく。在宅で褥瘡管理を行う場合に必要となる物品や管理方法を共有し、必要であれば在宅でも実施できる方法に変更することも考慮する。

家族への指導では、褥瘡の処置方法や体位変換、おむつ交換、行ってはいけないケアなど、説明しておくことが多くある。ケアに関するポ

イントや注意事項を冊子などにまとめ、退院時に手渡せるとよい。家族の介護力の見きわめも大切であり、必要に応じて在宅サービスや訪問看護の導入・利用回数の調整なども行う。

●専門性の高い看護師による連携方法

退院後も、院内の医師、皮膚・排泄ケア認定看護師、管理栄養士からなる在宅褥瘡対策チームによって、在宅での褥瘡管理を支援する。

また、真皮を越える褥瘡の状態にある療養者に対して、院内の皮膚・排泄ケア認定看護師が、他の医療機関や訪問看護ステーションの看護師らに同行し、看護または療養上必要な指導を行

った場合に、在宅患者訪問看護・指導料を算定することができる。この算定による連携により、在宅療養者の生活の場をふまえたうえで、療養者本人とその家族、さらには訪問看護師に、ケアの指導ができる機会となる。皮膚・排泄ケア認定看護師が、退院前後にわたって積極的にかかわることで、褥瘡予防、治癒の促進が期待される。

なお、訪問に際しては、訪問看護計画書、訪問看護報告書が必要となる。また、訪問看護に要する交通費は療養者側の負担となるため、事前に目的も含め十分な検討と説明が必要である。

2 多職種との連携

在宅医療・看護では、在宅療養者の個別性にそった対応が必要となる。基礎疾患の有無、褥瘡の状態といった身体的な側面だけでなく、家族構成や家庭環境、経済的状況などもふまえて、ケアを行っていくことが求められる。

したがって、かかわる職種や必要となるサービスの内容も多様となる。多職種がそれぞれの役割を生かし、多職種間で情報共有を行い、在宅療養者とその家族も含めて、連携を図ることが非常に重要となる。

●在宅療養者・家族とのかかわり

家族の考え方や在宅療養者と家族との関係、経済的状況が、ケアや処置の内容に影響することがある。褥瘡予防や治癒の促進のために、褥瘡そのものと褥瘡対策の重要性について理解してもらえるように在宅療養者とその家族に説明する。

説明の際は、専門的な医学用語の使用を避けるなどし、わかりやすい説明を心がける。言葉だけでは伝わりにくい場合には、資料を利用したり、具体的な方法を示すなどして、説明の方

法を工夫する。一方的な説明にならないよう、理解度も確認しながら進めるようにする。

また、介護は24時間ずっと継続する。家族にとって精神的・肉体的な負担が大きいようであれば、介護力の足りない部分は無理をせず、各種サービスを活用して補うよう促す。

何より大切なことは、在宅療養者・家族との間に信頼関係を築くことである。相手の言葉に耳を傾け、日頃から何でも話せるような関係をつくるようにする。

●多職種における情報共有：連絡ノートの活用

在宅医療では、多くの職種がかかわる。連携するすべての職種で、在宅療養者に関する情報を一元で共有できるツールを整備し、活用することも重要である。例えば、ベッドサイドに誰でもが書き込める「連絡ノート」を設置することも有用な方法である（表1）。

連絡ノートには、日々の療養者の状態、生活の様子、実施したケアやサービスなどを記入する。他の職種への申し送り事項や質問事項などを記入・回答できるようにしておけば、顔を合

わせることのない職種間にとってさらに有効なコミュニケーションツールになる。継続的に記載することで、「いつもと違う」状態を早期に察知できる効果もある。

連絡ノートは、家族も自由に手に取り、読むことができるようにする。療養者の健康状態や、処置・ケアの内容がわかり、安心感につながる。家族が記入する欄も設けておくと、希望や心配なことなどを伝える手段となり、医療・介護従事者との相互関係の構築にも役立つ。

記入の際は、家族も利用することを想定し、専門用語の使用は避ける。読み手によって誤解のないよう、正確に、わかりやすい記載を心がける。長文ではなく、端的に記すこともポイントである。チェックボックスや数字のみで記載できる項目も設けると、記載者の負担も軽減し、見てわかるようなノートになる。

情報共有ツールとしては、他に地域連携クリニカルパス、ICTを基盤とした情報共有システムなどがある。ツールの使用方法、情報共有の手順も含めて様式を検討し、医療・介護関係者双方が利用しやすいものになるよう、改善を重ねていくとよい。

● **かかわる職種の役割**

在宅療養者にかかわるさまざまな職種を**表2**に示す。多職種での地域連携をスムーズに行うために、日常的な交流と各職種の治療とケアのレベルアップを図る必要がある。そのためには、地域での勉強会（研究会）を定期的に開催し、事例検討や情報交換を行っていく必要がある。

表1　連絡ノートの記載項目の例

- 記入日
- 記入者／職種
- 療養者の身体状態（血圧、脈拍、体温など）
- 服薬状況
- 実施したケア、サービスの内容（食事、排泄、保清、体位変換、家事援助など）
- 療養者の生活の様子（できごと、楽しんだことなど）
- 療養者、家族、医療・介護従事者などへの連絡事項（質問、伝言など）
- 療養者の既往歴、アレルギー歴などの身体的な基本情報
- 療養者の趣味、嗜好、家族構成、要介護度、生活上の注意点
- 連携する医療機関の一覧　など

情報を共有する対象や目的に応じた記載項目、記載方法を検討する。情報量の不足に注意し、自由記入欄もあるとよい

表2　在宅療養者にかかわる職種の役割

在宅主治医	● 定期的往診、または受診により、全身状態・創状態の管理 ● 訪問服薬指導の指示 ● 薬剤の処方と医療材料の供給、処置方法、体位変換法、リハビリの指示 ● 在宅療養者・家族への具体的でわかりやすい説明、指導 ● 看護師への指示、ケアマネジャーへの指導 ● 専門医へのコンサルテーション
薬剤師	● 医師の指示により、計画に基づき在宅患者訪問薬剤管理指導、あるいは居宅療養管理指導（介護保険限度枠外で利用可能）を行う ● 褥瘡治療に使用される薬剤およびドレッシング材の適正使用を勧める ● 使用中のすべての薬剤を評価し、褥瘡治療に悪影響する併用薬剤の有無や副作用などをチェックし、主治医へ情報提供する ● 処方箋による特定保険医療材料の支給

訪問看護 （訪問看護ステーション・医療機関）	看護師	● 在宅主治医から出された訪問看護指示書を受け、自宅に訪問し、ケアを行い、経過を在宅主治医に報告する ● 医療保険・介護保険双方利用できる。介護保険利用時は利用回数・利用時間を記したケアマネジャーからのケアプラン提供表が必要 ● 使用薬剤は在宅主治医から処方されたものを使用する ● 家族への指導・教育を行う ● 介護職への指導・連絡を行う
	理学療法士・作業療法士	● 拘縮予防、褥瘡部位を保護する体位変換やポジショニングの提案、心身の機能の維持回復を図り、日常生活の自立を助ける
居宅介護支援	ケアマネジャー （介護支援専門員）	● 居宅介護支援事業所・地域包括支援センター・各種施設に所属し、介護保険において要支援・要介護と認定された人に対して、アセスメントに基づいたケアプランを作成し、ケアマネジメントを行う ● 褥瘡発生リスクを判定して予防的なケアプランを計画し、保有者に対しては創の状態により、体圧分散マットレスの導入、ケアプランの修正を医師、看護師と相談し行う。急激な悪化や治療が進まないときには、サービス担当者会議を開いて、チームで話し合う
訪問介護	ヘルパー	● 高齢者や障がい者の家庭に訪問し、食事・排泄・入浴・体位変換・健康チェックなどの身体介護や、食事・洗濯・掃除・買い物などの家事援助、生活や住まいについての相談などの精神的ケアを行う ● 褥瘡処置は医療行為のため行うことはできないが、皮膚に変化があったとき、食事摂取量が減ったとき、発熱、痛みがあるなど変化に気づいたときは、家族、事業所の提供責任者、ケアマネジャー、在宅主治医などに報告する
訪問入浴	看護師（1名） 介護職員（2名）	● 介護・介助が必要な高齢者や障がい者などの方を自宅のお部屋で専用の浴槽を装備しそのまま入浴できる ● 全身の皮膚状態を観察し、赤くなっている部分、傷、むくみや、骨が飛び出している部分がないかどうかを確認する ● 皮膚状態に変化があれば、家族、ケアマネジャー、在宅主治医に報告する ● 骨の突出があれば、その程度を判定器などを用いて測定し、ケアマネジャーや看護師に連絡する
デイサービス	看護師 介護職員 相談員	● デイサービス：<u>要支援・要介護状態にある高齢者に対し介護計画に沿ったサービスを提供する日帰りの通所サービス</u> ● 送迎・入浴、食事の提供、機能訓練、レクリエーション、介護方法の指導、その他の便宜を提供する。褥瘡予防や治療に関しても、褥瘡発生危険部位に不必要なずれを起こさないケアや姿勢保持、体位変換を実践する ● 皮膚状態に変化があれば、家族、ケアマネジャー、在宅主治医に報告する
デイケア	看護師 理学療法士 作業療法士 言語聴覚士	● デイケア：<u>介護老人保健施設、病院、診療所その他の厚生労働省令で定める施設に通わせ、当該施設において、その心身の機能の維持回復を図り、日常生活の自立を助けるために行われる理学療法、作業療法その他必要なリハビリテーションを行う</u> ● 皮膚状態に変化があれば、家族、ケアマネジャー、在宅主治医に報告する
ショートステイ	施設嘱託医 看護師 介護職員 相談員	● 介護老人保健施設、介護療養型医療施設、その他の厚生労働省で定める施設に短期間入所させ、当該施設において看護、医学的管理の下における介護および機能訓練その他必要な医療ならびに日常生活上の世話を行う ● 褥瘡保有者の介護力不足を補うために創の状態次第で集中的に栄養面・ケア面の管理を行い、褥瘡の早期改善目的で利用する
栄養士（管理栄養士）		● 栄養アセスメントを行い、栄養管理が必要かどうか判定する。補助食品の提案、栄養指導を行う

在宅患者訪問褥瘡管理指導料の概要

Point

● 在宅患者訪問褥瘡管理指導料は、医師、看護師、管理栄養士からなる在宅褥瘡対策チームが、褥瘡を有する在宅療養者に対して、カンファレンスとケアを行う場合に算定できる

● １つの医療機関だけでなく、訪問看護ステーションや栄養ケア・ステーションなどと連携し、療養者の暮らす地域に根ざした支援が可能である

　在宅患者訪問褥瘡管理指導料は、医師、看護師、管理栄養士からなる在宅褥瘡対策チームが、重点的な褥瘡管理が必要な在宅療養者に対し、褥瘡の改善などを目的に、共同して指導管理を行う場合に算定できる。平成26年度診療報酬改定で新設され、チーム医療による在宅褥瘡管理の体系化につながった。

　ここでは在宅患者訪問褥瘡管理指導料について、診療報酬改定の流れも踏まえその概要を解説する。

1　在宅褥瘡対策チーム

　チーム実施体制のイメージとしては、１つの医療機関で完結するもの、医療機関と訪問看護ステーションが連携するもの、また医療機関と栄養ケア・ステーションが連携するものが厚生労働省より例として示されている（**図1**）。

　管理栄養士については、当初、当該医療機関の常勤の管理栄養士、または診療所の場合は、非常勤の管理栄養士とされていたが、平成30年度診療報酬改定で診療所以外でも非常勤の管理栄養士でよいことになった。さらに、令和２年度診療報酬改定で、栄養ケア・ステーションや当該医療機関以外の管理栄養士でも算定できるようになった。

　栄養ケア・ステーションとは、地域を拠点に栄養支援活動を行う公益社団法人日本栄養士会もしくは都道府県栄養士会が設置・運営する管理栄養士・栄養士のネットワークの１つであり、これによってより地域に密着した連携が可能になったといえる。

2　在宅褥瘡管理者

　在宅褥瘡対策チームには、医師または看護師（保健師、助産師含み、准看護師は除く）による１名以上の「在宅褥瘡管理者」の配置が必要である。

図1　在宅褥瘡対策チームの実施体制の例

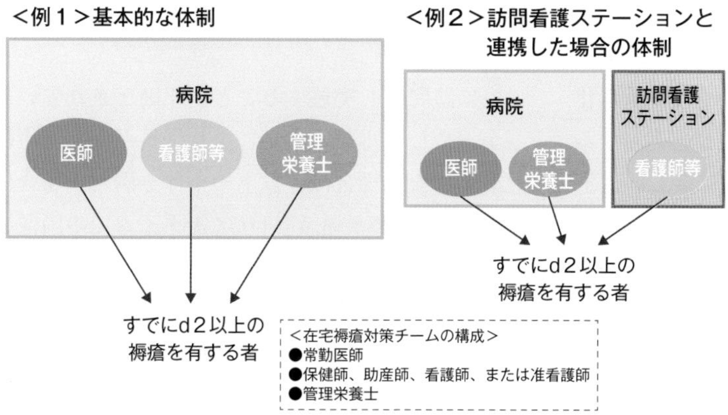

<例1>基本的な体制

病院
医師　看護師等　管理栄養士

すでにd2以上の褥瘡を有する者

<在宅褥瘡対策チームの構成>
●常勤医師
●保健師、助産師、看護師、または准看護師
●管理栄養士

<例2>訪問看護ステーションと連携した場合の体制

病院
医師　管理栄養士

訪問看護ステーション
看護師等

すでにd2以上の褥瘡を有する者

<例3>栄養ケア・ステーションと連携した場合の体制

病院
医師　看護師等

栄養ケア・ステーション、または他の保険医療機関
管理栄養士

すでにd2以上の褥瘡を有する者

厚生労働省：令和2年度診療報酬改定の概要（在宅医療・訪問看護）：19.　を参考に作成
https://www.mhlw.go.jp/content/12400000/000608534.pdf （2020/7/27アクセス）

そして、在宅褥瘡管理者は、以下の要件を満たさなければならない。

①5年以上医師または看護師として医療に従事し、褥瘡対策について1年以上の経験を有する者
②在宅褥瘡ケアに係る所定の研修を修了している者

　なお、当該医療機関に要件を満たす在宅褥瘡管理者がいない場合は、他の医療機関の「褥瘡ケアに係る専門の研修を修了した看護師」、つまり皮膚・排泄ケア認定看護師が在宅褥瘡管理者になることができる。また、「在宅褥瘡ケアに係る専門の研修」には、「特定行為に係る看護師の研修制度」における特定行為区分の1つ「創傷管理関連」の研修も該当することになった。

　「在宅褥瘡ケアに係る所定の研修」とは、学会などが実施する在宅褥瘡管理の専門的な知識や技術を有する専門家の養成を目的とした6時間以上の講義、および「褥瘡予防・管理ガイドライン」に準拠した予防、治療、ケアの実施に関する症例報告5事例以上の演習を含む研修とされている。また、当該学会より修了証が交付

されることも要件となっている。

　日本褥瘡学会が実施する「在宅褥瘡管理者養成セミナー（6時間セミナー）」は、「所定の研修」の要件を満たす研修として指定されており、資格申請要件に該当する。

● **重点的な褥瘡管理が必要な在宅療養者**

　ベッド上安静であって、すでにDESIGN-R®による深さの評価がd2以上の褥瘡を有する者で、かつ、以下のいずれかを有する者が対象となる。

● 重度の末梢循環不全のもの
● 麻薬等の鎮痛・鎮静剤の持続的な使用が必要であるもの
● 強度の下痢が続く状態であるもの
● 極度の皮膚脆弱であるもの
● 皮膚に密着させる医療関連機器の長期かつ持続的な使用が必要であるもの

　対象の1つに含まれる「皮膚に密着させる医療関連機器の長期かつ持続的な使用が必要であるもの」は、医療関連機器圧迫創傷（MDRPU）のことであり、平成30年度診療報酬改定で新たに加わった。

3 在宅褥瘡対策チームによる指導管理

在宅褥瘡対策チームは、褥瘡の改善、重症化予防、発生予防のために以下のことを実施する。

● 初回訪問時に、療養者宅に一堂に会し、褥瘡の重症度やリスクアセスメントを行い、カンファレンスを実施して、在宅褥瘡診療計画を立案する。

● 初回カンファレンス実施後に、月1回以上、チームの各構成員が療養者に対して指導管理を行い、チームで情報共有する。

● 初回訪問後3か月以内に、褥瘡の改善状況や指導管理の評価や見直しのためのカンファレンスを行う。

在宅患者訪問褥瘡指導管理料は、これまで当該療養者1人に対し、初回のカンファレンスから起算して6か月以内に実施した2回目カンファレンスまでが算定できたが、令和2年度診療報酬改定で、初回のカンファレンスから起算して4か月以上6か月以内に実施した場合に限り、3回目まで算定可能となった。実施内容の例を図2に示す。

またカンファレンスは、関係者全員が療養者宅に訪問し、実施することが原則とされているが、やむを得ない事情により全員が療養者宅に集まれない場合は、以下の条件を満たす場合に限り、「ビデオ通話」(リアルタイムでの画像を介したコミュニケーション)でも可能とされている。

● 当該カンファレンスに、当該保険医療機関から在宅褥瘡対策チームの構成員として複数名参加すること
● 当該保険医療機関の在宅褥瘡対策チームの構成員のうち、1名以上は患家に赴きカンファレンスを行っていること

ビデオ通話による参加は、平成30年度診療報酬改定から認められるようになった。初回カンファレンスおよび2回目以降のカンファレンスでも可能である。注意点として、ビデオ通話では、療養者の個人情報を画面共有するため、療養者の同意を得ること、また厚生労働省の「医療情報システムの安全管理に関するガイドライン」に対応して実施することが求められる。

図2　在宅褥瘡対策チームの実施内容の例

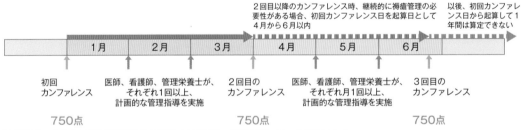

厚生労働省：令和2年度診療報酬改定の概要（在宅医療・訪問看護）：19. を参考に作成
https://www.mhlw.go.jp/content/12400000/000608534.pdf（2020/7/27アクセス）

〈告示〉

令和2年3月5日厚生労働省告示第57号「診療報酬の算定方法の一部を改正する件」

C013 在宅患者訪問褥瘡管理指導料　　　　　　　　　　　　　　　　　　　　　　　　　**750点**

注1　別に厚生労働大臣が定める施設基準に適合しているものとして地方厚生局長等に届け出た保険医療機関において、重点的な褥瘡管理を行う必要が認められる患者（在宅での療養を行っているものに限る。）に対して、当該患者の同意を得て、当該保険医療機関の保険医、管理栄養士又は当該保険医療機関以外の管理栄養士及び看護師又は連携する他の保険医療機関等の看護師が共同して、褥瘡管理に関する計画的な指導管理を行った場合には、初回のカンファレンスから起算して6月以内に限り、当該患者1人につき3回に限り所定点数を算定する。

　　2　区分番号C001に掲げる在宅患者訪問診療料（Ⅰ）、区分番号C001-2に掲げる在宅患者訪問診療料（Ⅱ）、区分番号C005に掲げる在宅患者訪問看護・指導料又は区分番号C009に掲げる在宅患者訪問栄養食事指導料は別に算定できない。ただし、カンファレンスを行う場合にあっては、この限りでない。

〈通知〉

令和2年3月5日保医発0305第1号「診療報酬の算定方法の一部改正に伴う実施上の留意事項について」

C013 在宅患者訪問褥瘡管理指導料

(1) 在宅患者訪問褥瘡管理指導料は、在宅褥瘡管理に係る専門的知識・技術を有する在宅褥瘡管理者を含む多職種からなる在宅褥瘡対策チームが、褥瘡予防や管理が難しく重点的な褥瘡管理が必要な者に対し、褥瘡の改善等を目的として、共同して指導管理を行うことを評価したものであり、褥瘡の改善等を目的とした指導管理のための初回訪問から起算して、当該患者1人について6月以内に限り、カンファレンスを実施した場合に3回を限度に所定点数を算定することができる。なお、当該指導料を算定した場合、初回訪問から1年以内は当該指導料を算定することはできない。

(2) 重点的な褥瘡管理が必要な者とは、ベッド上安静であって、既にDESIGN-R による深さの評価がd2 以上の褥瘡を有する者であって、かつ、次に掲げるアからオまでのいずれかを有する者をいう。

　　ア 重度の末梢循環不全のもの

　　イ 麻薬等の鎮痛・鎮静剤の持続的な使用が必要であるもの

　　ウ 強度の下痢が続く状態であるもの

　　エ 極度の皮膚脆弱であるもの

　　オ 皮膚に密着させる医療関連機器の長期かつ持続的な使用が必要であるもの

(3) 在宅褥瘡対策チームは、褥瘡の改善、重症化予防、発生予防のための以下の計画的な指導管理を行う。

　　ア 初回訪問時に、在宅褥瘡管理者を含む在宅褥瘡対策チームの構成員の他、必要に応じて当該患者の診療を行う医療関係職種が患家に一堂に会し、褥瘡の重症度やリスク因子についてのアセスメントを行い、褥瘡の指導管理方針について、カンファレンス（以下「初回カンファレンス」という。）を実施し、在宅褥瘡診療計画を立案する。

　　イ 初回カンファレンス実施後、評価のためのカンファレンスの実施までの間、在宅褥瘡対策チームの各構成員は、月1回以上、計画に基づき、適切な指導管理を行い、その結果について情報共有する。

　　ウ 初回訪問後3月以内に、褥瘡の改善状況、在宅褥瘡診療計画に基づく指導管理の評価及び必要に応じて見直し（以下「評価等」という。）のためのカンファレンスを行う。2回目のカンファレンスにおいて評価等の結果、更に継続して指導管理が必要な場合に限り、初回カンファレンスの後4月以上6月以内の期間に3回目のカンファレンスにおいて評価等を実施することができる。なお、3回目のカンファレンスでの

評価等は、2回目のカンファレンスの評価等の実施日から起算して3月以内に実施しなければならない。

(4) 初回カンファレンス及び2回目以降のカンファレンスは、関係者全員が患家に赴き実施することが原則であるが、以下のいずれも満たす場合は、ビデオ通話が可能な機器を用いて参加することができる。

ア 当該カンファレンスに、当該保険医療機関から在宅褥瘡対策チームの構成員として複数名参加すること

イ 当該保険医療機関の在宅褥瘡対策チームの構成員のうち、1名以上は患家に赴きカンファレンスを行っていること

(5) (4) において、患者の個人情報を当該ビデオ通話の画面上で共有する際は、患者の同意を得ていること。また、保険医療機関の電子カルテなどを含む医療情報システムと共通のネットワーク上の端末においてカンファレンスを実施する場合には、厚生労働省「医療情報システムの安全管理に関するガイドライン」に対応していること。

(6) カンファレンス及び月1回以上の指導管理の結果を踏まえ、在宅褥瘡対策チームにおいて別紙様式43又はこれに準じた在宅褥瘡診療計画を作成し、その内容を患者等に説明するとともに、診療録に添付すること。

(7) 「注1」について、当該保険医療機関以外(公益社団法人日本栄養士会若しくは都道府県栄養士会が設置し、運営する「栄養ケア・ステーション」又は他の保険医療機関に限る。)の管理栄養士は、当該保険医療機関の保険医の指示に基づき、管理指導を実施すること。

(8) 「注1」については、初回カンファレンスを実施した場合に算定する。

なお、初回カンファレンス以降に在宅褥瘡対策チームの各構成員が月1回以上、計画に基づき行う適切な指導管理については、区分番号「C001」在宅患者訪問診療料(I)、区分番号「C001-2」在宅患者訪問診療料(II)、区分番号「C005」在宅患者訪問看護・指導料又は区分番号「C005-1-2」同一建物居住者訪問看護・指導料、区分番号「I012」精神科訪問看護・指導料(I)(III)、区分番号「C009」在宅患者訪問栄養食事指導料、訪問看護基本療養費(I)(II)、精神科訪問看護基本療養費(I)(III)を算定することができる。

(9) 「注2」については、褥瘡の指導管理のために患家に訪問して行われる初回カンファレンスのほか、2回目以降のカンファレンスを患家で行った日に、当該カンファレンスとは別に継続的に実施する必要のある訪問診療、訪問看護、訪問栄養指導を併せて行う場合には、区分番号「C001」在宅患者訪問診療料(I)、区分番号「C001-2」在宅患者訪問診療料(II)、区分番号「C005」在宅患者訪問看護・指導料又は区分番号「C005-1-2」同一建物居住者訪問看護・指導料、区分番号「C009」在宅患者訪問栄養食事指導料、区分番号「I012」精神科訪問看護・指導料(I)、(III)、訪問看護基本療養費(I)、(II)、精神科訪問看護基本療養費(I)、(III)を算定することができる。また、当該保険医療機関と特別の関係にある訪問看護ステーションによる場合においても、算定することができる。ただし、当該保険医療機関が訪問看護を実施している訪問看護ステーションと連携する場合は、当該保険医療機関において、訪問看護に係る費用を算定できないものとする。なお、当該保険医療機関及び継続的に訪問看護を実施している訪問看護ステーションに適切な在宅褥瘡管理者がいない場合において、褥瘡ケアに係る専門的な研修を受けた看護師が所属する保険医療機関等と共同して行った場合は、区分番号「C005」在宅患者訪問看護・指導料の3、区分番号「C005-1-2」同一建物居住者訪問看護・指導料の3、訪問看護基本療養費(I)のハ又は訪問看護基本療養費(II)のハのいずれかを算定することができる。

(10) (8)、(9)の算定に当たっては、カンファレンスの実施日、DESIGN-Rによる深さの評価及び本通知C013(2)のいずれに該当するかを診療報酬明細書の摘要欄に記載すること。

令和2年3月5日保医発0305第3号「特掲診療料の施設基準等及びその届出に関する手続きの取扱いについて」

第16の4 在宅患者訪問褥瘡管理指導料

1 在宅患者訪問褥瘡管理指導料に関する施設基準

(1) 当該保険医療機関に以下の3名から構成される在宅褥瘡対策チームが設置されていること。

　ア 常勤の医師

　イ 保健師、助産師、看護師又は准看護師

　ウ 管理栄養士

　　当該保険医療機関の医師と管理栄養士又は当該保険医療機関以外（公益社団法人日本栄養士会若しくは都道府県栄養士会が設置し、運営する「栄養ケア・ステーション」又は他の保険医療機関に限る。）の管理栄養士が、当該患者に対して継続的に訪問看護を行う訪問看護ステーションの看護師と連携して在宅褥瘡対策を行う場合及び他の保険医療機関等の看護師（准看護師を除く。）を（2）に掲げる褥瘡管理者とする場合に限り、当該看護師を在宅褥瘡対策チームの構成員とすることができる。なお、必要に応じて、理学療法士、薬剤師等が配置されていることが望ましい。

(2) 在宅褥瘡対策チームのア又はイ（准看護師を除く。）のいずれか1名以上については、以下のいずれの要件も満たす在宅褥瘡管理者であること。

　ア 5年以上医師又は看護師として医療に従事し、褥瘡対策について1年以上の経験を有する者

　イ 在宅褥瘡ケアに係る所定の研修を修了している者

　　ただし、当該保険医療機関に在宅褥瘡管理者の要件を満たす者がいない場合にあっては、区分番号「C005」在宅患者訪問看護・指導料及び「訪問看護療養費に係る指定訪問看護の費用の額の算定方法（平成20年厚生労働省告示第67号）」の区分番号「01」訪問看護基本療養費の注2に規定される他の保険医療機関等の褥瘡ケアに係る専門の研修を修了した看護師を在宅褥瘡管理者とすることができる。

(3) （2）のイにおける在宅褥瘡ケアに係る所定の研修とは、学会等が実施する在宅褥瘡管理のための専門的な知識、技術を有する医師、看護師等の養成を目的とした6時間以上を要する講義及び褥瘡予防・管理ガイドラインに準拠した予防、治療、ケアの実施に関する症例報告5事例以上の演習を含む研修であり、当該学会等より修了証が交付される研修であること。

　　なお、当該学会等においては、症例報告について適切な予防対策・治療であったことを審査する体制が整備されていること。また、当該研修の講義に係る内容については、次の内容を含むものであること。

　ア 管理の基本

　イ 褥瘡の概要

　ウ 褥瘡の予防方法

　エ 褥瘡の治療

　オ 発生後の褥瘡ケア

　カ 在宅褥瘡医療の推進

　　また、（2）の在宅褥瘡管理者について、区分番号「C005」在宅患者訪問看護・指導料及び「訪問看護療養費に係る指定訪問看護の費用の額の算定方法」の区分番号「01」訪問看護基本療養費の注2に規定される褥瘡ケアに係る専門の研修を修了した看護師については、当該研修を修了したものとみなすものであること。

2 届出に関する事項

　在宅患者訪問褥瘡管理指導料の施設基準に係る届出は、別添2の様式20の7を用いること。

なお、当該管理指導料の届出については実績を要しない。また、毎年7月において、前年における実績を別添2の様式20の8により届け出ること。

様式 20 の 7

在宅患者訪問褥瘡管理指導料の施設基準に係る届出書添付書類

1　在宅褥瘡管理者

氏名	職種	医療機関等名	所在地	経験年数	褥瘡に係る経験年数	研修の有無
				年	年	☐
				年	年	☐
				年	年	☐

2　在宅褥瘡対策チーム構成員

氏名	職種	医療機関等名	所在地	常勤
				☐
				☐
				☐

［記載上の注意］
1　「1」の在宅褥瘡管理者については、在宅褥瘡ケアに係る所定の研修、又は、褥瘡ケアに係る専門の研修を修了したことが確認できる文書を添付すること。
　　また、当該保険医療機関以外の者を在宅褥瘡管理者とする場合においては、医療機関等名と所在地についても記入すること。
2　「2」の在宅褥瘡対策チームの構成員については、当該保険医療機関以外の者と連携する場合においては、連携先の医療機関等名と所在地についても記入すること。

様式 20 の 8

在宅患者訪問褥瘡管理指導料に係る報告書

1　在宅褥瘡対策の実施状況

①　訪問診療全利用者数（報告月の前月の初日）		名
②　①のうち、d1 以上の褥瘡を保有している患者数 （褥瘡保有者数）		名
③　②のうち訪問診療開始時に既に褥瘡を有していた患者数 （訪問診療利用開始時褥瘡保有者数）		名
④　②のうち、訪問診療実施中に新たに褥瘡が発生した患者数		名
⑤　褥瘡 の重症度	訪問診療開始時の褥瘡（③の患者の訪問診療開始時の状況）	訪問診療中に発生した褥瘡（④の患者の発見時の状況）
d1	名	名
d2	名	名
D3	名	名
D4	名	名
D5	名	名
DU	名	名

2　在宅褥瘡対策の実績

①　本管理指導料を算定した患者数と期間 （期間：　　　年4月～　　　年3月） （期間：　　　年　月～　　　年　月）※届出の変更があった場合		名
②　①の患者の褥瘡ハイリスク項目に該当する患者数		名

褥瘡ハイリスク項目		
褥瘡ハイリスク項目	1．重度の末梢循環不全のもの	名
褥瘡ハイリスク項目	2．麻薬等の鎮痛・鎮静剤の持続的な使用が必要であるもの	名
褥瘡ハイリスク項目	3．強度の下痢が続く状態であるもの	名
褥瘡ハイリスク項目	4．極度の皮膚の脆弱（低出生体重児、GVHD、黄疸など）	名
褥瘡ハイリスク項目	5．皮膚に密着させる医療関連機器の長期かつ持続的な使用が必要であるもの	名

③　②の患者の褥瘡の重症度

	訪問診療開始時の褥瘡（②の患者の訪問診療開始時）	訪問診療中に発生した褥瘡（②の患者の発見時の状況）
d1	名	名
d2	名	名
D3	名	名
D4	名	名
D5	名	名
DU	名	名

［記載上の注意］
1．1の記載にあたっては、下記の内容により記入すること。
　（1）　①については、報告月の前月の初日の時点で訪問診療を利用している全利用者数を記入する（当該日の訪問診療利用開始患者は含めないが、当該日の訪問診療利用終了患者は含める。）。
　（2）　②については、①の患者のうち、DESIGN-R分類d1以上を有する患者

数を記入する（1名の患者が複数の褥瘡を有していても、患者1名として数える。）。

（3）　③については、②の患者のうち、訪問診療利用開始時に、DESIGN-R分類d1以上を有する患者数を記入する（1名の患者が複数の褥瘡を有していても、患者数1名として数える。）。

（4）　④については、②の褥瘡保有者数から③の訪問診療利用開始時褥瘡保有者数を減じた数を記入する。

（5）　⑤については、③の訪問診療利用開始時褥瘡保有者について、訪問診療利用開始時の褥瘡の重症度、④の訪問診療中に新たに褥瘡が発生した患者について、発見時の重症度を記入する。

2．2の記入にあたっては、下記の内容により記載すること。

（1）　①については、1年間の算定患者数を記入すること。ただし、1名の患者が複数回、本指導料を算定した場合においても、患者1名として数えることとする。

（2）　②については、①のうち、褥瘡ハイリスク項目に該当する患者の実人数を記入する（1名の患者について複数の褥瘡ハイリスク項目を有していても、患者1名として数える）。

　　褥瘡ハイリスク項目の各項目については、1名の患者につき、複数の要因がある場合は、それぞれに1名として数えることとする（複数回答）。

（3）　③については、②の褥瘡ハイリスク項目に該当する患者の訪問診療開始時の褥瘡の重症度及び褥瘡発生の発見時の褥瘡の重症度について記入する。

訪問看護

Point

● 訪問看護とは看護師などが療養者の居宅に訪問し、療養上の世話や診療の補助を行うことをいう
● 訪問看護の提供は、訪問看護ステーションや医療機関などから行われる
● 要介護認定を受けている場合は介護保険が優先されるが、療養者の状態によっては医療保険の適応となる

　訪問看護は、看護師などが療養者の居宅に訪問し、在宅主治医の指示により、療養上の世話や診療の補助を行うことをいう。訪問看護は訪問看護ステーションや医療機関などから提供される。訪問看護を受けるには、居宅などにおいて療養を要する状態にあるとする在宅主治医の判断が必要となる。

　訪問看護の提供場所は、居宅以外にも、短期入所生活介護（ショートステイ）、認知症対応型共同生活介護（グループホーム）、介護老人福祉施設（特別養護老人ホーム）、特定施設入居者生活介護（ケアハウス、介護付有料老人ホームなど）、外部サービス利用型特定施設入居者生活介護の施設などの種類がある。

　2000年の介護保険制度の実施に伴い、在宅の要介護者に対して、介護保険から訪問看護の介護給付費が支給されるようになった。

　利用者は、年齢や疾病、状態によって医療保険または介護保険の適応となる。利用者負担は保険によって異なる。自己負担の割合は**表1**に示すとおりである。

　要介護認定を受けている場合は、原則として医療保険より介護保険が優先されるが、厚生労働大臣が定める疾病等がある場合（特掲診療料・別表第7、別表第8に該当）や特別訪問看護指示書が交付された場合などは、医療保険による訪問看護が行われる（**図1**）。

表1　医療保険と介護保険の自己負担の割合

医療保険	利用者の保険証に応じた一定割合の自己負担
介護保険	介護費用の1〜3割の自己負担

図1　医療保険と介護保険の訪問看護対象者のイメージ

【医療保険】　　　　**【介護保険】**

小児等40歳未満の者、要介護者・要支援者以外 （原則週3日以内）	要支援者・要介護者 （限度基準額内　無制限） （ケアプランで定める）

算定日数制限なし

厚生労働大臣が定める者
（特掲診療料・別表第7※1）

特別訪問看護指示書㊟の交付を受けた者
有効期間：14日間（一部、2回交付可※2）

厚生労働大臣が
定める者
（特掲診療料・
別表第8※3）

認知症以外の精神疾患

※1：別表第7

末期の悪性腫瘍	プリオン病
多発性硬化症	亜急性硬化性全脳炎
重症筋無力症	ライソゾーム病
スモン	副腎白質ジストロフィー
筋萎縮性側索硬化症	脊髄性筋萎縮症
脊髄小脳変性症	球脊髄性筋萎縮症
ハンチントン病	慢性炎症性脱髄性多発神経炎
進行性筋ジストロフィー症	後天性免疫不全症候群
パーキンソン病関連疾患	頸髄損傷
多系統萎縮症	人工呼吸器を使用している状態

※2：特別訪問看護指示書を月2回交付できる者
**　　（有効期間：28日間）**

・気管カニューレを使用している状態にある者
・真皮を超える褥瘡の状態にある

> **注）：特別訪問看護指示書**
> 患者の主治医が、診療に基づき、急性増悪等により一時的に頻回（週4日以上）の訪問看護を行う必要性を認め、訪問看護ステーションに対して交付する指示書。

※3：別表第8

1　在宅悪性腫瘍等患者指導管理若しくは在宅気管切開患者指導管理を受けている状態にある者又は気管カニューレ若しくは留置カテーテルを使用している状態にある者
2　以下のいずれかを受けている状態にある者
　　在宅自己腹膜灌流指導管理
　　在宅血液透析指導管理
　　在宅酸素療法指導管理
　　在宅中心静脈栄養法指導管理
　　在宅成分栄養経管栄養法指導管理
　　在宅自己導尿指導管理
　　在宅人工呼吸指導管理
　　在宅持続陽圧呼吸療法指導管理
　　在宅自己疼痛管理指導管理
　　在宅肺高血圧症患者指導管理
3　人工肛門又は人工膀胱を設置している状態にある者
4　真皮を超える褥瘡の状態にある者
5　在宅患者訪問点滴注射管理指導料を算定している者

厚生労働省：訪問看護（参考資料）．より引用
https://www.mhlw.go.jp/file/05-Shingikai-12601000-Seisakutoukatsukan-Sanjikanshitsu_Shakaihoshoutantou/0000170290.pdf
（2020/7/27アクセス）

福祉用具と衛生材料

Point

● 福祉用具の活用は、療養者と介護者の双方にとってメリットの大きなものである
● 補装具についても購入・修理・借受けにかかる費用が支給される
● 衛生材料は種類によって調達方法が異なる

1　福祉用具の活用

福祉用具の活用には、①安全な環境をつくる、②療養者（利用者）の自立を助ける、③介護者の身体的な負担を軽減する、といったメリットがある。福祉用具は、利用者に合ったものを、安全に正しく使用することが重要である。導入後も継続的に使用方法の指導や利用状況のモニタリングが行われる。また、介護保険で福祉用具を利用するには、要支援・要介護認定を受けていることが前提となる。

●介護保険による福祉用具貸与・購入

介護保険による福祉用具には、貸与（レンタル）で利用できるものと、購入費が支給されるものがある。貸与となる種目には、車椅子や歩行器、特殊寝台（介護ベッド、電動ベッドなど）、移動用リフトなど13種目がある。使用によって形態や品質に変化のでるものや再利用できないものなどが貸与になじまないものとして、販売される種目となる。対象の種目は、厚生労働大臣告示において定められている（**表1**）。

購入費の支給限度額は、要介護状態の区分にかかわらず年間10万円である。介護保険を利用

することで、基本的には貸与の場合もともに1割負担となる。

福祉用具は、ケアマネジャー、または、福祉用具専門相談員らと相談して選定し、自治体が指定する専門事業所を通じて貸与・購入する。なお、福祉用具専門相談員（福祉用具貸与・販売事業所）には、利用者ごとに、個別の福祉用具サービス計画書の作成が義務づけられている。

●自立支援医療と補装具費の支給

従来の障がい者の医療費は、「精神通院医療」「更生医療」「育成医療」と個別に規定されていたが、2006年の障害者自立支援法の施行に伴い「自立支援医療費制度」に一元化された。これにより、補装具は現物給付から、補装具費（購入・修理・借受けにかかる費用）の支給に変更された（**表2**）。制度の利用には、市町村に申請し、支給決定を受ける必要がある。

補装具費の利用者負担は、原則1割負担である。世帯の所得に応じ、負担上限月額が設定されている。

表1　介護保険による福祉用具（対象種目）

福祉用具貸与（原則）	
● 車椅子 ● 車椅子付属品 ● 特殊寝台 ● 特殊寝台付属品 ● 床ずれ防止用具 ● 体位変換器 ● 手すり	● スロープ ● 歩行器 ● 歩行補助つえ ● 認知症老人徘徊感知機器 ● 移動用リフト（吊りの部分を除く） ● 自動排泄処理装置

福祉用具販売（例外）	
● 腰掛便座 ● 自動排泄処理装置の交換可能部 ● 入浴補助用具（入浴用椅子、浴槽用手すり、浴槽内い 　す、入浴台、浴室内すのこ、浴槽内すのこ、入浴用介 　助ベルト）	● 簡易浴槽 ● 移動用リフトの吊り具の部分

【給付制度の概要】
①貸与の原則
　利用者の身体状況や要介護度の変化、福祉用具の機能の向上に応じて、適時・適切な福祉用具を利用者に提供できるよう、貸与を原則としている。
②販売種目（原則年間10万円を限度）
　貸与になじまない性質のもの（他人が使用したものを再利用することに心理的抵抗感が伴うもの、使用によってもとの形態・品質が変化し、再利用できないもの）は、福祉用具の購入費を保険給付の対象としている。
③現に要した費用
　福祉用具の貸与及び購入は、市場の価格競争を通じて適切な価格による給付が行われるよう、保険給付における公定価格を定めず、現に要した費用の額により保険給付する仕組みとしている。

厚生労働省：介護における福祉用具貸与. を参考に作成
https://www.mhlw.go.jp/content/12300000/000314951.pdf （2020/7/27アクセス）

表2　補装具の一覧

[身体障害者・身体障害児共通] ● 義肢 ● 装具 ● 座位保持装置 ● 視覚障害者安全つえ ● 義眼 ● 眼鏡 ● 補聴器 ● 人工内耳（人工内耳用音声信号処理装置の修理のみ） ● 車椅子	● 電動車椅子 ● 歩行器 ● 歩行補助つえ（T字状・棒状のものを除く） ● 重度障害者用意思伝達装置 [身体障害児のみ] ● 座位保持椅子 ● 起立保持具 ● 頭部保持具 ● 排便補助具

厚生労働省：補装具費支給制度の概要【参考1】. より引用
https://www.mhlw.go.jp/stf/seisakunitsuite/bunya/hukushi_kaigo/shougaishahukushi/yogu/aiyo.html （2020/7/27アクセス）

2 衛生材料の活用

● 衛生材料の提供

　褥瘡の処置・ケアには、さまざまな衛生材料が必要となる。

　在宅での調達方法は、衛生材料の種類によって異なる（表3）。

　ガーゼやサージカルテープ、消毒薬などは、在宅療養指導管理料を算定する医療機関が主体となって、在宅療養者に必要かつ十分な量を供給する。処置用シーツや滅菌手袋などは、在宅療養者が購入する。滅菌手袋やメジャーについては、看護師や在宅主治医が持参する。

　2009年に「薬事法の一部を改正する法律の施行等について」が一部改正されたことに伴い、訪問看護ステーションで緊急時に必要となる衛

生材料を購入・保管できるようになった（**表4**）。訪問看護で使用した衛生材料は医療機関に請求する。

さらに、平成26年度診療報酬改定では、在宅療養管理指導を行っている保険医療機関の医師の処方箋に基づき、保険薬局で皮膚欠損用創傷被覆材と非固着性シリコンガーゼを支給できることになった。

● **在宅における衛生材料の管理**

褥瘡処置の場合、創傷の状態に応じて適切な衛生材料が必要となる。また、薬剤もさまざまなものが処方されるため、複数の衛生材料、医薬品を療養者宅で管理する必要がある。

それぞれの種類、量、使用期限などをチェックシートなどで管理し、必要なときに不足しないようにする。シートには、処方された衛生材料や薬剤の種類・量、日々の使用量、処方予定日などが記録されているとよい（**図1**）。

また、在宅療養者宅での①処方内容の確認（種類、量）、②使用量の確認、③使用方法の確認、④保管方法の指導・管理を、誰が（在宅主治医、薬剤師、看護師）、どのような方法で行うのか調整しておく。

表3 衛生材料の種類

在宅療養指導管理料を算定している場合に医療機関が在宅療養者に提供する	在宅療養者が購入する物品	看護師、在宅主治医が持参するもの
● ガーゼやドレッシング材 ● サージカルテープ ● 消毒薬 ● 洗浄のための物品	● 処置用シーツ ● 滅菌手袋 ● 石けん ● スキンケアに必要な物品 ● 洗浄用のボトル	● 滅菌手袋 ● メジャー

表4 訪問看護事業所で購入・保管できる衛生材料の例（使用したものは医療機関に請求する）

● ガーゼ ● 脱脂綿 ● 綿棒 ● 綿球 ● 滅菌手袋	● 絆創膏 ● 油紙 ● リント布 ● 包帯 ● テープ類	● 医療用粘着包帯 ● ドレッシング材 ● 使い捨て手袋

日本看護協会：衛生材料等の整理．を参考に作成
https://www.nurse.or.jp/nursing/zaitaku/tuchi/pdf/231019-2.pdf（2020/7/27アクセス）

図1 衛生材料管理表の例

物品管理表							
物品名	提供量	次回供給日	残量/看護師サイン				次回提供料
ガーゼ	30	8月15日	25/▲▲	20/▲▲	30枚		30本
生理食塩液50mL	30	8月15日	29	28	27	26	30本
サージカルテープ2.5cm幅	2本	残1本で連絡					

●●様　衛生材料使用量です。
△△クリニック御中

月　　日までに●●様宅までに上記をお届けくださいますようお願いいたします。
××訪問看護ステーション

在宅療養のための制度

Point

● 在宅療養において活用できる制度には、介護保険制度、医療保険制度、障害者総合支援法などがある
● それぞれの制度の役割、サービスの内容を理解し、在宅療養者のケアに活かす

1　介護保険制度

　介護保険制度は社会全体で介護を支えることを目的に、2000年4月に施行された。療養者（利用者）が自らサービスの種類や事業者を選ぶことができ、保健、医療、福祉サービスを総合的に利用できる。

　利用にあたっては、療養者の状態や要望を反映したケアプランが必要となる。在宅での褥瘡予防や治療、ケアにかかわる多職種が情報共有を行い、療養者にとって有用なケアプランを作成することが求められる。

● 介護サービス利用までの流れ

　介護サービスを利用したい場合に、市区町村の窓口に「要介護（要支援）認定」の申請を行う。65歳以上の高齢者（第1号被保険者）であれば、要介護認定または要支援認定を受けたときに介護サービスを受けられる。40歳以上65歳未満の医療保険加入者（第2号被保険者）の場合は、要介護状態、要支援状態が、末期がんや脳血管疾患などの特定疾病によると認定を受け

たときに利用することができる（**表1**）。

　利用者負担は介護サービスにかかった金額の1割（一定以上の所得がある場合は2～3割）である。

　要介護（要支援）認定は、市区町村に設置される介護認定審査会（保健、医療、福祉の学識経験者からなる）で行われる。介護認定審査会では、認定調査員などによる心身の状況調査に基づくコンピューター判定（一次判定）の結果と、主治医意見書（医学的見地から心身の状況について作成された意見書）などに基づいて審査・判定（二次判定）する。要介護度は、要介護1～5、または要支援1、2となる。

　要介護（要支援）認定後は、本人または家族・介護者、ケアマネジャー、ヘルパー、訪問看護師、在宅主治医などが加わり、居宅介護サービスメニュー（ケアプラン）を決定する。介護保険制度を利用して訪問看護サービスを受けるときには、医師の指示書が必要となる。**図1**に介護サービスの利用手続きの流れを示す。

表1 介護保険制度の被保険者

	第1号被保険者	第2号被保険者
対象者	65歳以上	40歳以上65歳未満の医療保険加入者
受給要件	● 要介護状態 （認知症、寝たきり等により、常時介護が必要な状態） ● 要支援状態 （日常生活上の動作について支援が必要な状態）	要介護状態、要支援状態が、末期がんや脳血管疾患などの特定疾病※による場合に限定
保険料の徴収方法	● 市町村と特別区が徴収 ● 原則年金からの天引き ● 65歳になった月から徴収開始	● 医療保険料と一括徴収 ● 40歳になった月から徴収開始

※特定疾病

1. がん（末期）＊
2. 関節リウマチ＊
3. 筋萎縮性側索硬化症
4. 後縦靱帯骨化症
5. 骨折を伴う骨粗鬆症
6. 初老期における認知症
7. 進行性核上性麻痺、大脳皮質基底核変性症およびパーキンソン病＊（パーキンソン病関連疾患）
8. 脊髄小脳変性症
9. 脊柱管狭窄症
10. 早老症
11. 多系統萎縮症＊
12. 糖尿病性神経障害、糖尿病性腎症および糖尿病性網膜症
13. 脳血管疾患
14. 閉塞性動脈硬化症
15. 慢性閉塞性肺疾患
16. 両側の膝関節または股関節に著しい変形を伴う変形性関節症

（＊印は平成18年4月に追加、見直しがなされたもの）

図1 介護サービスの利用手続き

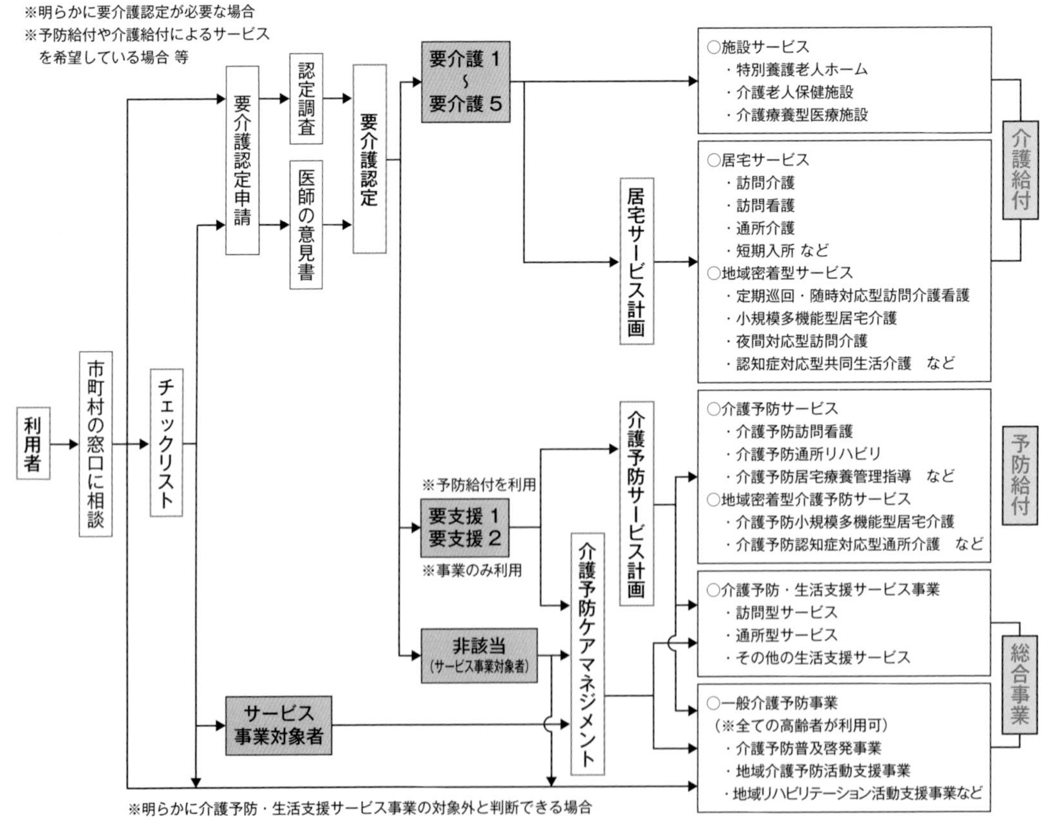

厚生労働省：公的介護保険制度の現状と今後の役割 平成30年度. より引用
https://www.mhlw.go.jp/content/0000213177.pdf（2020/7/27アクセス）

●褥瘡管理を考慮したケアプランの作成

居宅サービスを継続するときは、褥瘡管理に対する標準的な教育を受け、予防的スキンケアや症状マネジメントが実施できる看護師とヘルパーの起用が求められる。体位変換や薬剤塗布だけでなく、急変対応や緩和ケアへのニーズを満たし、安全に暮らせるように日常生活を支援する。

また、在宅で終末期ケアを希望する療養者もあり、本人のニーズに応じたケアプランの作成と、重症時には医師の特別訪問看護指示書による訪問看護師の活用も必要である。

2 医療保険制度

わが国の医療保険制度は、大きく分けて、国民健康保険、被用者保険、後期高齢者医療制度がある。それぞれの特徴を表2に示した。被保険者が病気やけが、死亡、出産したときなどに対して、保険給付を行う。これらの制度は必要に応じて改定されるため、常に新しい内容を把握しておく必要がある。

●保険給付

医療保険の保険給付には、医療給付（現物給付が原則）と現金給付がある（表3）。褥瘡治療実施時には、医療給付として療養の給付、つまり①診察、②薬剤または治療材料の支給、③処置、手術その他の治療、④居宅における療養上の管理、およびその療養に伴う世話、その他の看護、⑤病院または診療所への入院、およびその療養に伴う世話、その他の看護、が受けられる。

サービスを受けた医療機関や保険薬局の窓口で支払う一部負担割合は、年齢と所得によって異なる。一部負担割合は原則3割であるが、義務教育就学前と70歳以上は2割、75歳以上は、後期高齢者医療制度により1割負担となる。ただし、70歳以上でも、現役並みの所得がある場合は、3割負担となる（表4）。

●医療保険による訪問看護の診療報酬

訪問看護では、訪問看護基本療養費の他にさまざまな加算がある（表5）。例えば、在宅療養支援診療所の指示による緊急訪問看護加算、難病等複数回訪問加算、特別訪問看護指示書により「真皮を越える褥瘡の状態にある者」は月2回の算定ができる。

訪問看護ステーションが算定する訪問看護管理療養費では、24時間対応体制加算、退院時共同指導加算、退院支援指導加算、在宅患者連携指導加算、在宅患者緊急時等カンファレンス加算などがある。チーム医療のための連携が取りやすくなり、よりよい連携システムの構築が期待できる。

表2 医療保険制度の概要

	主な制度名	被保険者	保険者
被用者保険	全国健康保険協会管掌健康保険	中小・小規模事業所の従業員とその家族	全国健康保険協会（協会けんぽ）
	組合管掌健康保険	大企業の従業員とその家族	健康保険組合
	船員保険	船員とその家族	全国健康保険協会（協会けんぽ）
	共済組合	公務員や私立学教職員等とその家族	共済組合
国民健康保険		自営業者、年金生活者、非正規雇用者など	都道府県および市町村（平成30年度以降、それ以前は市町村のみ）
後期高齢者医療制度		75歳以上の者、および65〜74歳で申請に基づき、広域連合により一定の障害があると認定された者	後期高齢者医療広域連合

厚生労働省：我が国の医療保険について. を参考に作成
https://www.mhlw.go.jp/stf/seisakunitsuite/bunya/kenkou_iryou/iryouhoken/iryouhoken01/index.html （2020/7/27アクセス）

表3 医療保険の保険給付

医療給付	療養の給付 訪問看護療養費 高額療養費（自己負担限度額）　など
現金給付	出産育児一時金 埋葬料、葬祭費 傷病手当金※ 出産手当金※　など

※は被用者保険のみ

表4 利用者負担割合

区分	一部負担割合	
0歳〜義務教育就学前※1	2割	
義務教育就学後〜69歳※2	3割	
70歳〜74歳 （2016年4月以降に70歳になった人）	2割	3割 （現役並み所得）
75歳以上	1割	

※1：6歳の誕生日以後最初の3月31日までのこと
※2：6歳の誕生日以後最初の4月1日から、70歳の誕生日のある月の月末までのこと

表5 訪問看護の診療報酬および加算

訪問看護の診療報酬	訪問看護管理療養費
●訪問看護基本療養費 ●緊急訪問看護加算 ●難病等複数回訪問加算 ●特別訪問看護指示書による訪問　など	●24時間対応体制加算 ●退院時共同指導加算 ●退院支援指導加算 ●在宅患者連携指導加算 ●在宅患者緊急時等カンファレンス加算　など

3 障害者総合支援法

障害者総合支援法は、障害保健福祉施策について定めた法律である。正式名称は、「障害者の日常生活及び社会生活を総合的に支援するための法律」といい、障害者自立支援法の廃止、改正にともない2013年4月に施行された。

本法律は、「障害者及び障害児が基本的人権を享有する個人としての尊厳にふさわしい日常生活又は社会生活を営むこと」を法の目的として、「必要な障害福祉サービスに係る給付、地域生活支援事業その他の支援を総合的に」行うとしている。

障害者総合支援法によるサービスは、市町村が主体となって実施する自立支援給付と地域生活支援事業からなる（図2）。

●対象

対象となる障害の範囲は、身体障害、知的障害、精神障害（発達障害を含む）、政令で定める難病等（治療方法が確立していない疾病その他の特殊の疾病であって政令で定めるものによる障害の程度が厚生労働大臣が定める程度である者）である。本法律の対象となる難病等は、

図2　障害者総合支援法による総合的な支援の全体像

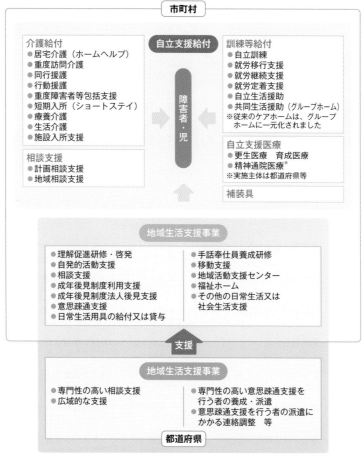

厚生労働省：障害福祉サービスの利用について. より引用
https://www.mhlw.go.jp/content/12200000/000501297.pdf（2020/7/27アクセス）

2019年7月現在で361疾病ある。

●障害福祉サービス

障害福祉サービスには、介護の支援を受ける介護給付、訓練等の支援を受ける訓練等給付がある。サービスの体系を表6に示す。サービスを利用する場合は、市町村に申請し、「サービ

ス等利用計画案」の作成・提出などの手続きを踏まえ、利用開始となる。介護給付を受ける場合は、申請後に、障害支援区分（区分1～6）の認定を受ける必要がある。

サービスの利用者負担は、原則1割とし、世帯所得の区分に応じた負担上限月額が設定されている。

表6 サービスに係る自立支援給付等の体系（介護給付・訓練等給付）

		対象			
		障害者	障害児		
訪問系	介護給付	●	●	居宅介護（ホームヘルプ）	自宅で、入浴、排泄、食事の介護等を行う
		●		重度訪問介護	重度の肢体不自由者または重度の知的障害もしくは精神障害により行動上著しい困難を有する者であって常に介護を必要とする人に、自宅で、入浴、排泄、食事の介護、外出時における移動支援、入院時の支援等を総合的に行う
		●	●	同行援護	視覚障害により、移動に著しい困難を有する人が外出するとき、必要な情報提供や介護を行う
		●	●	行動援護	自己判断能力が制限されている人が行動するときに、危険を回避するために必要な支援、外出支援を行う
		●	●	重度障害者等包括支援	介護の必要性がとても高い人に、居宅介護等複数のサービスを包括的に行う
日中活動系		●	●	短期入所（ショートステイ）	自宅で介護する人が病気の場合などに、短期間、夜間も含めた施設で、入浴、排泄、食事の介護等を行う
		●		療養介護	医療と常時介護を必要とする人に、医療機関で機能訓練、療養上の管理、看護、介護および日常生活の世話を行う
		●		生活介護	常に介護を必要とする人に、昼間、入浴、排泄、食事の介護等を行うとともに、創作的活動または生産活動の機会を提供する
施設系		●		施設入所支援	施設に入所する人に、夜間や休日、入浴、排泄、食事の介護等を行う
居住支援系	訓練等給付	●		自立生活援助	一人暮らしに必要な理解力・生活力等を補うため、定期的な居宅訪問や随時の対応により日常生活における課題を把握し、必要な支援を行う
		●		共同生活援助（グループホーム）	夜間や休日、共同生活を行う住居で、相談、入浴、排泄、食事の介護、日常生活上の援助を行う
訓練系・就労系		●		自立訓練（機能訓練）	自立した日常生活または社会生活ができるよう、一定期間、身体機能の維持、向上のために必要な訓練を行う
		●		自立訓練（生活訓練）	自立した日常生活または社会生活ができるよう、一定期間、生活能力の維持、向上のために必要な支援、訓練を行う
		●		就労移行支援	一般企業等への就労を希望する人に、一定期間、就労に必要な知識および能力の向上のために必要な訓練を行う
		●		就労継続支援（A型）	一般企業等での就労が困難な人に、雇用して就労する機会を提供するとともに、能力等の向上のために必要な訓練を行う
		●		就労継続支援（B型）	一般企業等での就労が困難な人に、就労する機会を提供するとともに、能力等の向上のために必要な訓練を行う
		●		就労定着支援	一般就労に移行した人に、就労に伴う生活面の課題に対応するための支援を行う

厚生労働省：福祉サービスについて．を参考に作成
https://www.mhlw.go.jp/stf/seisakunitsuite/bunya/hukushi_kaigo/shougaishahukushi/service/naiyou.html（2020/7/27アクセス）

付録

在宅褥瘡管理に使える
記録様式

褥瘡発生リスクアセスメントツール

①褥瘡危険因子評価票

褥瘡対策に関する診療計画書

氏名 _____ 殿　男　女　　病棟 _____　　計画作成日　　・　・

　年　月　日生（　　歳）　　記入医師名 _____

　　　　　　　　　　　　　記入看護師名 _____

褥瘡の有無
1. 現在　なし　あり（仙骨部、坐骨部、尾骨部、腸骨部、大転子部、踵部、その他（　　））
2. 過去　なし　あり（仙骨部、坐骨部、尾骨部、腸骨部、大転子部、踵部、その他（　　））　　褥瘡発生日　　・　・

＜日常生活自立度の低い入院患者＞

危険因子の評価	日常生活自立度　J（1、2）A（1、2）B（1、2）C（1、2）			対処
	・基本的動作能力　（ベッド上　自力体位変換） （イス上　座位姿勢の保持、除圧）	できる できる	できない できない	「あり」もしくは「できない」が1つ以上の場合、看護計画を立案し実施する
	・病的骨突出	なし	あり	
	・関節拘縮	なし	あり	
	・栄養状態低下	なし	あり	
	・皮膚湿潤（多汗、尿失禁、便失禁）	なし	あり	
	・皮膚の脆弱性（浮腫）	なし	あり	
	・皮膚の脆弱性（スキン-テアの保有、既往）	なし	あり	

＜褥瘡に関する危険因子のある患者及びすでに褥瘡を有する患者＞

褥瘡の状態の評価（DESIGN-R®）						合計点
深さ	(0)皮膚損傷・発赤なし	(1)持続する発赤	(2)真皮までの損傷	(3)皮下組織までの損傷	(4)皮下組織を越える損傷　(5)関節腔、体腔に至る損傷　(U)深さ判定が不能の場合	
滲出液	(0)なし	(1)少量：毎日の交換を要しない	(3)中等量：1日1回の交換	(6)多量：1日2回以上の交換		
大きさ（cm²） 長径×長径に直交する最大径 （持続する発赤の範囲も含む）	(0)皮膚損傷なし	(3)4未満	(6)4以上16未満	(8)16以上36未満　(9)36以上64未満　(12)64以上100未満　(15)100以上		
炎症・感染	(0)局所の炎症徴候なし	(1)局所の炎症徴候あり（創周辺の発赤、腫脹、熱感、疼痛）	(3)局所の明らかな感染徴候あり（炎症徴候、膿、悪臭）	(9)全身的影響あり（発熱など）		
肉芽形成 良性肉芽が占める割合	(0)創閉鎖又は創が浅い為評価不可能	(1)創面の90%以上を占める	(3)創面の50%以上90%未満を占める	(4)創面の10%以上50%未満を占める　(5)創面の10%未満を占める　(6)全く形成されていない		
壊死組織	(0)なし	(3)柔らかい壊死組織あり	(6)硬く厚い密着した壊死組織あり			
ポケット（cm²） 潰瘍面も含めたポケット全周 （ポケットの長径×長径に直交する最大径）－潰瘍面積	(0)なし	(6)4未満	(9)4以上16未満	(12)16以上36未満　(24)36以上		

※該当する状態について、両括弧内の点数を合計し、「合計点」に記載すること。ただし、深さの点数は加えないこと。

看護計画	留意する項目		計画の内容
	圧迫、ズレ力の排除 （体位変換、体圧分散寝具、頭部挙上方法、車椅子姿勢保持等）	ベッド上	
		椅子上	
	スキンケア		
	栄養状態改善		
	リハビリテーション		

［記載上の注意］
1　日常生活自立度の判定に当たっては「「障害老人の日常生活自立度（寝たきり度）判定基準」の活用について」（平成3年11月18日　厚生省大臣官房老人保健福祉部長通知 老健第102-2号）を参照のこと。
2　日常生活自立度がJ1～A2である患者については、当該評価票の作成を要しないものであること。

②ブレーデンスケール

患者氏名：＿＿＿＿＿＿＿＿　評価者氏名：＿＿＿＿＿＿＿＿　評価年月日：＿＿＿＿＿＿＿＿

知覚の認知 圧迫による不快感に対して適切に反応できる能力	1.全く知覚なし 痛みに対する反応（うめく、避ける、つかむ等）なし。この反応は、意識レベルの低下や鎮静による。あるいは、体のおおよそ全体にわたり痛覚の障害がある。	2.重度の障害あり 痛みにのみ反応する。不快感を伝えるときには、うめくことや身の置き場なく動くことしかできない。あるいは、知覚障害があり、体の1/2以上にわたり痛みや不快感の感じ方が完全ではない。	3.軽度の障害あり 呼びかけに反応する。しかし、不快感や体位変換のニードを伝えることが、いつもできるとは限らない。あるいは、いくぶん知覚障害があり、四肢の1、2本において痛みや不快感の感じ方が完全ではない部位がある。	4.障害なし 呼びかけに反応する。知覚欠損はなく、痛みや不快感を訴えることができる。
湿潤 皮膚が湿潤にさらされる程度	**1.常に湿っている** 皮膚は汗や尿などのために、ほとんどいつも湿っている。患者を移動したり、体位変換するごとに湿気が認められる。	**2.たいてい湿っている** 皮膚はいつもではないが、しばしば湿っている。各勤務時間中に少なくとも1回は寝衣寝具を交換しなければならない。	**3.時々湿っている** 皮膚は時々湿っている。定期的な交換以外に、1日1回程度、寝衣寝具を追加して交換する必要がある。	**4.めったに湿っていない** 皮膚は通常乾燥している。定期的に寝衣寝具を交換すればよい。
活動性 行動の範囲	**1.臥床** 寝たきりの状態である。	**2.座位可能** ほとんど、または全く歩けない。自力で体重を支えられなかったり、椅子や車椅子に座るときは、介助が必要であったりする。	**3.時々歩行可能** 介助の有無にかかわらず、日中時々歩くが、非常に短い距離に限られる。各勤務時間中にほとんどの時間を床上で過ごす。	**4.歩行可能** 起きている間は少なくとも1日2回は部屋の外を歩く。そして少なくとも2時間に1回は室内を歩く。
可動性 体位を変えたり整えたりできる能力	**1.全く体動なし** 介助なしでは、体幹または四肢を少しも動かさない。	**2.非常に限られる** 時々体幹または四肢を少し動かす。しかし、しばしば自力で動かしたり、または有効な（圧迫を除去するような）体動はしない。	**3.やや限られる** 少しの動きではあるが、しばしば自力で体幹または四肢を動かす。	**4.自由に体動する** 介助なしで頻回にかつ適切な（体位を変えるような）体動をする。
栄養状態 普段の食事摂取状況	**1.不良** 決して全量摂取しない。めったに出された食事の1/3以上を食べない。蛋白質・乳製品は1日2皿（カップ）分以下の摂取である。水分摂取が不足している。消化態栄養剤（半消化態、経腸栄養剤）の補充はない。あるいは、絶食であったり、透明な流動食（お茶、ジュース等）なら摂取したりする。または、末梢点滴を5日間以上続けている。	**2.やや不良** めったに全量摂取しない。普段は出された食事の約1/2しか食べない。蛋白質・乳製品は1日3皿（カップ）分の摂取である。時々消化態栄養剤（半消化態、経腸栄養剤）を摂取することもある。あるいは、流動食や経管栄養を受けているが、その量は1日必要摂取量以下である。	**3.良好** たいていは1日3回以上食事をし、1食につき半分以上は食べる。蛋白質・乳製品を1日4皿（カップ）分摂取する。時々食事を拒否することもあるが、勧めれば通常補食する。あるいは、栄養的におおよそ整った経管栄養や高カロリー輸液を受けている。	**4.非常に良好** 毎食おおよそ食べる。通常は蛋白質・乳製品を1日4皿（カップ）分以上摂取する。時々間食（おやつ）を食べる。補食する必要はない。
摩擦とずれ	**1.問題あり** 移動のためには、中等度から最大限の介助を要する。シーツでこすれず体を動かすことは不可能である。しばしば床上や椅子の上でずり落ち、全面介助で何度も元の位置に戻すことが必要となる。痙攣、拘縮、振戦は持続的に摩擦を引き起こす。	**2.潜在的に問題あり** 弱々しく動く。または最小限の介助が必要である。移動時皮膚は、ある程度シーツや椅子、抑制帯、補助具等にこすれている可能性がある。たいがいの時間は、椅子や床上で比較的よい体位を保つことができる。	**3.問題なし** 自力で椅子や床上を動き、移動中十分に体を支える筋力を備えている。いつでも、椅子や床上でよい体位を保つことができる。	

Total ＿＿＿＿＿＿＿＿

©Braden and Bergstrom. 1988　訳：真田弘美/大岡みち子

付録　在宅褥瘡管理に使える記録様式

③OHスケール

				点数
自力体位変換	できる 0点	どちらでもない 1.5点	できない 3点	点
病的骨突出 （判定器のOKメジャー使用時）	なし （凹み） 0点	軽度・中等度 （ベンチ） 1.5点	高度 （シーソー） 3点	点
浮腫（むくみ）	なし 0点		あり 3点	点
関節拘縮	なし 0点		あり 1点	点
			合計点	点

自力体位変換、病的骨突出、浮腫、関節拘縮について点数化し、合計点でリスクを評価する
1〜3点：軽度、4〜6点：中等度、7〜10点：高度

④在宅版K式スケール

前段階要因　　　　YES 1点　　　　日中（促さなければ）臥床・自力歩行不可　　　　前段階スコア　点

[ ]　　　　　　　　　[ ]　　　　　　　　[ ]　　　　　　　　[ ]

自力体位変換不可　　　**骨突出**　　　**栄養状態悪い**　　　**介護知識がない**

・自力で体位変換できない
・体位変換の意思を伝えられない
・得手体位がある

・仙骨部体圧40mmHg®以上
・測定できない場合は
　骨突出（仙骨・尾骨・坐骨結節・大転子・腸骨稜）である
　上肢・下肢の拘縮、円背である

・まず測定Alb3.0g/dL↓ or TP6.0g/dL↓
　Alb、TPが測定できない場合は腸骨突出40mm以下
・上記が測定できないときは
　浮腫・貧血
　自分で食事を摂取しない
　必要カロリーを摂取していない
　（摂取経路は問わない）

・褥瘡予防のポイント①除圧・減圧②栄養改善③皮膚の清潔保持の3点について述べることができない

引き金要因　　　　YES 1点　　　　　　　　　　　　　　　　　　　　引き金スコア　点

体圧	[ ] 体位変換ケア不十分（血圧の低下80mmHg未満、抑制、痛みの増強、安静指示などの開始）
湿潤	[ ] 下痢便失禁の開始、尿道バルン抜去後の尿失禁の開始、発熱38.0度以上などによる発汗（多汗）の開始
ずれ	[ ] ギャッチアップ座位などのADL拡大による摩擦とずれの増加の開始
栄養	[ ] 1日3食を提供できない。食事のバランスに偏りがあるが、おやつや栄養補助食品などを提供できない

基礎疾患名

_____

治療内容（健康障害の段階）
　急性期・術後回復期・リハビリ期・終末期・高齢者
身長　　　cm、体重　　　kg、年齢　　性別　男　女

実際　　　　褥瘡　有　無
発生日　　　　　部位　　　　深度
発生日　　　　　部位　　　　深度
コメント
使用体圧分散寝具名

※測定用具をパームQ®とした場合は50mmHg

褥瘡状態評価スケール（DESIGN-R®）

カルテ番号（　　　　　　　　　）　月日

Depth 深さ 創内の一番深い部分で評価し、改善に伴い創底が浅くなった場合、これと相応の深さとして評価する

d			D		
	0	皮膚損傷・発赤なし		3	皮下組織までの損傷
	1	持続する発赤		4	皮下組織を越える損傷
	2	真皮までの損傷		5	関節腔、体腔に至る損傷
				U	深さ判定が不能の場合

Exudate 滲出液

e			E		
	0	なし		6	多量：1日2回以上のドレッシング交換を要する
	1	少量：毎日のドレッシング交換を要しない			
	3	中等量：1日1回のドレッシング交換を要する			

Size 大きさ 皮膚損傷範囲を測定：[長径（cm）×長径と直交する最大径（cm）] *3

s			S		
	0	皮膚損傷なし		15	100以上
	3	4未満			
	6	4以上　　16未満			
	8	16以上　　36未満			
	9	36以上　　64未満			
	12	64以上　　100未満			

Inflammation/Infection 炎症/感染

i			I		
	0	局所の炎症徴候なし		3	局所の明らかな感染徴候あり（炎症徴候、膿、悪臭など）
	1	局所の炎症徴候あり（創周囲の発赤、腫脹、熱感、疼痛）		9	全身的影響あり（発熱など）

Granulation 肉芽組織

g			G		
	0	治癒あるいは創が浅いため肉芽形成の評価ができない		4	良性肉芽が、創面の10%以上50%未満を占める
	1	良性肉芽が創面の90%以上を占める		5	良性肉芽が、創面の10%未満を占める
	3	良性肉芽が創面の50%以上90%未満を占める		6	良性肉芽が全く形成されていない

Necrotic tissue 壊死組織 混在している場合は全体的に多い病態をもって評価する

n			N		
	0	壊死組織なし		3	柔らかい壊死組織あり
				6	硬く厚い密着した壊死組織あり

Pocket ポケット 毎回同じ体位で、ポケット全周（潰瘍面も含め）[長径(cm)×短径*1(cm)]から潰瘍の大きさを差し引いたもの

p			P		
	0	ポケットなし		6	4未満
				9	4以上16未満
				12	16以上36未満
				24	36以上

部位 [仙骨部、坐骨部、大転子部、踵骨部、その他（　　　　　　　　　）]

合計*2

©日本褥瘡学会/2013

＊1：“短径”とは“長径と直交する最大径”である
＊2：深さ（Depth：d.D）の得点は合計には加えない
＊3：持続する発赤の場合も皮膚損傷に準じて評価する

大きさの測定

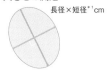

長径×短径*1cm

ポケットの大きさの測定

（潰瘍面を含めた長径×短径）
−（長径×短径）cm

炎症／感染

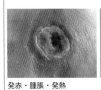
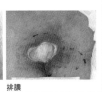

発赤・腫脹・発熱　　　排膿

壊死組織

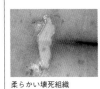
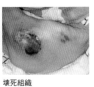

柔らかい壊死組織　　　壊死組織

肉芽組織

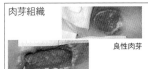
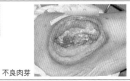

良性肉芽

不良肉芽

部位	D・d	E・e	S・s	I・i	G・g	N・n	P	合計点	治療方法

索 引

<ruby>在宅<rt>ざいたく</rt></ruby><ruby>褥瘡<rt>じょくそう</rt></ruby>テキストブック

2020年9月2日　第1版第1刷発行

編集　　一般社団法人 日本褥瘡学会

発行者　有賀　洋文

発行所　株式会社　照林社

〒112-0002

東京都文京区小石川2丁目3-23

電話　03-3815-4921（編集）

　　　03-5689-7377（営業）

http://www.shorinsha.co.jp/

印刷所　共同印刷株式会社